Joseph Evers

Die Evers-Diät

Meiner lieben Frau und treuen Mitarbeiterin Rosel in Dankbarkeit gewidmet.

Dr. med. Joseph Evers

Die Evers-Diät

■ Chancen bei MS, Diabetes
und anderen Stoffwechselerkrankungen

kommentiert von
Dipl.-Oecotrophologin Ute Volmert

13. kommentierte Neuausgabe

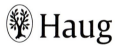

Die Deutsche Bibliothek – CIP-Einheitsaufnahme
Ein Titeldatensatz für diese Publikation ist bei Der Deutschen Bibliothek erhältlich.

13. kommentierte Neuausgabe
© 2002 Karl F. Haug Verlag in MVS Medizinverlage Stuttgart GmbH & Co. KG,
Steiermärker Str. 3-5, 70469 Stuttgart
Internet: www.haug-gesundheit.de

Lektorat: Dr. Elvira Weißmann-Orzlowski
Bearbeitung: Susanne Arnold
Umschlagfoto: Fridhelm Volk
Umschlaggestaltung: Cyclus • Visuelle Kommunikation, Stuttgart
Satz: IPa, Vaihingen/Enz
Druck und Verarbeitung: Westermann Druck Zwickau GmbH

ISBN 3-8304-2073-0   1 2 3 4 5

Inhalt

Vorwort

Als Dipl.-Oecotrophologin im 21. Jahrhundert treffe ich in der Klinik Dr. Evers immer wieder auf Patienten, die mir mit strahlenden Augen von ihrer Begegnung mit Dr. Joseph Evers erzählen. Patienten, die – begeistert von der Diät – diese ein Leben lang beherzigten und den gutartigen Verlauf ihrer Multiplen Sklerose der Evers-Diät zuschreiben.

Es ist an der Zeit, die Grundsätze der Evers-Diät mit den aktuellsten Erkenntnissen der Ernährungswissenschaft zu vergleichen. Schon bald wird man erstaunt sein, wie groß die Weitsicht dieses „einfachen „Landarztes (so betitelte er sich selbst) war. Ein Pionier der Ernährungswissenschaft, weit seiner Zeit und damals üblichen Ernährungsempfehlungen voraus.

Er führte Studien der vergleichenden Anatomie am Menschen und verschiedenen Säugetieren durch. Vor allem Gebiss und Verdauungsorgane stellte er in den Mittelpunkt seiner Betrachtung. Er erkannte eine starke Parallele im Organaufbau des Menschen zu den Pflanzen fressenden Säugetieren und definierte den Mensch als „Früchte- und Wurzelesser".

Eine weitere grundsätzliche Erkenntnis formulierte Dr. Joseph Evers mit seinem zweiten wichtigen Lehrsatz, der das Wesentliche der Evers-Diät wiedergibt: Die Nahrungsmittel so natürlich wie möglich zu belassen und so frisch wie möglich zu verzehren. Wird dieser Grundsatz befolgt, bleibt der Mensch gesund, auch bei extremen Verzehrgewohnheiten. Es findet eine Adaption des menschlichen Organismus statt.

Erst wenn der Mensch sich abkehrt von der natürlichen Ernährung und sich denaturierten Lebensmitteln zuwendet, treten die typischen Zivilisationskrankheiten auf.

Dr. Joseph Evers stellt in diesem Buch anhand vieler Beispiele anschaulich diesen Zusammenhang dar. Er zeigt Alternativen auf und gibt dem Leser praktische Tipps, wie mit seiner Diät ernährungsbedingte Stoffwechselerkrankungen vermieden werden können. Bestehende Stoffwechselerkrankungen werden durch seine Diät positiv beeinflusst. Er gibt Gesunden und Kranken Hoffnung und Mut.

Ute Volmert

Einleitung

Kontroverse zwischen Optimisten und Pessimisten

„Die heutige abendländische Heilkunde ist im Begriff, die ganze Welt zu erobern, gewiss nicht wegen ihrer Schwächen, sondern durch ihre unleugbare Überlegenheit über alle sonstigen Formen der Heilkunde. Sie hat einen langen Weg hinter sich und eine weltweite Zukunft vor sich." So schreibt Rotschuh [1]. Dagegen schreibt H. Schulten [2] in seinem Buch „Der Arzt": „Bei manchen Patienten besteht die Illusion, wir Ärzte könnten so ziemlich jeden krankhaften Zustand beseitigen; dabei weiß jeder Erfahrene, dass wir trotz aller medizinischen Fortschritte auch theoretisch nur einen Bruchteil der Krankheiten wirklich heilen können ... Was wir über die Entstehung der großen Volkskrankheiten – Krebs, Blutkrankheiten, Herz- und Kreislaufkrankheiten, Rheumatismus, Emphysem, chronische Leberkrankheiten usw. – wissen, ist überaus dürftig. Das meiste, was darüber gesagt wird, sind unbewiesene Theorien ... Wir sollten endlich aufhören, uns mit dem ewigen Fortschrittsgerede und dem Irrglauben, wir hätten es so herrlich weit gebracht, zu betäuben. Für einzelne Dinge ist es eindeutig, dass der Schaden den Nutzen überwiegt. Lauda, ein unermüdlicher Rufer im Kampf für ein besseres Arzttum, vertritt die Ansicht, dass es trotz aller enormen Fortschritte der Medizin der Patient heute im Allgemeinen schlechter habe als vor Jahrzehnten. Ein solches Urteil muss jeden erschüttern." So könnte man noch viele Stimmen anführen, die völlig verschiedene Anschauungen vertreten.

Ebenso bestehen auf dem Gebiet der Ernährungswissenschaften große Kontroversen. Man kann hier die Forscher in zwei Gruppen teilen. Die Ersteren sind der Ansicht: Es ist aufgrund unserer Forschungen alles in bester Ordnung. Wir wissen heute so viel über die Zusammensetzung unserer Nahrungsmittel bezüglich ihres Gehaltes an Fetten, Kohlenhydraten, Mineralsalzen, Vitaminen, Hormonen, Enzymen usw. und sind über die Verdauungsvorgänge in unserem Körper so weitgehend durch die physiologische Chemie und Isotopenforschung orientiert, wie es niemals vorher in der Geschichte der Menschheit möglich war. Als Beweis wird angeführt, dass das Durchschnittsalter in unserem Volk heute fast doppelt so hoch liegt wie vor 100 Jahren. Diese Ansicht wird vornehmlich von der offiziellen Medizin vertreten.

Die andere Forschungsgruppe behauptet das Gegenteil. Sie hält die heutige Ernährung der modernen Industrievölker für so schlecht, wie sie in der Menschheitsgeschichte noch niemals gewesen ist. Denn sämtliche ernährungsbedingten Stoffwechselkrankheiten gehen bei diesen Völkern in den letzten 100 Jahren rapide in die Höhe. Das Gemeinsame der in dieser letzten Gruppe vereinten Wissenschaftler ist das Bemühen, unsere Nahrung wieder natürlicher zu gestalten. Das ist sicher anzuerkennen. Aber ihre Meinungen gehen bezüglich des einzuschlagenden Weges vielfach auseinander. Die einen legen großen Wert auf den Basen-Reichtum der Kost, andere mehr auf die Säuerung, andere auf die Trennung der einzelnen Nahrungsmittel. Es gibt hier gleichfalls viele verschiedene Meinungen. Bircher-Benner hat das große Verdienst, als Erster den hohen Wert der Rohkost erkannt zu haben. Er ging dabei als Grundlage seiner Theorie von den Lichtpotenzialen aus und legte deshalb den größten Wert auf das Blattgemüse. In Letzterem kann ich ihm nicht unbedingt zustimmen. Aber seine großen Verdienste um eine Besserung der Ernährung wollen wir nicht verkleinern. Was uns heute fehlt, ist die Grundlagenforschung.

Grundlagenforschung

Vergleichende Anatomie

Zunächst müssen wir doch die Frage lösen: Welche Nahrungsmittel kommen für den Menschen von Natur aus infrage? Jede Tiergattung hat ihre genau vorgegebenen Nahrungsmöglichkeiten. Das frei lebende Wild weicht nie davon ab und frisst alles so, wie es ihm die Natur anbietet. Wo aber liegt der Ernährungsbereich für den Menschen? Als sicherer Wegweiser dient uns erstens die vergleichende Anatomie der Verdauungsorgane, insbesondere das Gebiss von Tier und Mensch, und als Zweites der Instinkt.

In Abb. 1 (Seite 20) sehen wir das Gebiss einer Wildkatze. Wir erkennen pyramidenförmige spitze Backenzähne (die Eckzähne interessieren uns weniger, weil sie oft nur zur Verteidigung oder zum Angriff dienen; die Schneidezähne kommen für unsere Betrachtung auch nicht so sehr infrage, weil sie manchmal sogar ganz fehlen). Eine Kaufläche ist hier nicht zu beobachten. „Die Nahrung der Wildkatze besteht vornehmlich in jungen Rehen, Hasen, Kaninchen, Mäusen, Ratten, Hamstern usw. und allem wilden und zahmen Geflügel, das sie erhaschen kann" [3]. Wir haben also in der Katze ein ausgesprochenes Raubtier vor uns.

Abb. 2 (Seite 20) zeigt uns das ganz anders geartete Gebiss eines Rehs. Jeder Backenzahn lässt hier vier halbmondförmige Erhebungen mit sehr scharfen Spitzen erkennen, die durch Schmelzfalten gebildet werden und sich weniger abnutzen als das Zahnbein. Daher bleiben die Zähne auch ständig scharf und können deshalb schwere Arbeit leisten. Die Nahrung des Rehwildes besteht in mancherlei Gräsern, Kräutern, Eicheln, Bucheln, Wildobst, Knospen, Blättern und Trieben vieler Laubholzarten [3]. Hier sehen wir, welch scharfes Gebiss nötig ist, um Gräser, Blätter, Kräuter, Knospen und ähnliche Dinge zu zerkleinern (in der Natur sind die Gebisse immer auf die am schwersten zu zerkleinernden Nahrungsmittel eingestellt). Außerdem ist das Reh, wie die Ziege, das Schaf, die Kuh, ein Wiederkäuer; die Nahrungsmittel müssen zweimal gekaut werden. Dabei haben diese Tiere drei Mägen mit ganz besonders scharfen Säuren und eine besondere Bakterien-Flora, um die harte Cellulose zu sprengen und zu verdauen – Voraussetzungen, die die menschlichen Organe nicht haben.

In Abb. 3 (Seite 21) sehen wir den Unterkiefer eines Wildschweins. Auf beiden Seiten finden sich sechs Backenzähne. Die ersten drei Backenzähne sind ähnlich wie beim Raubtier pyramidenförmig mit scharfen Spitzen versehen. Die letzten drei Backenzähne machen den Eindruck eines wild zerklüfteten Gebirges. Viele kleine und größere Höcker sind auf ihnen sichtbar. Der letzte Backenzahn lässt hiervon ungefähr zwanzig erkennen. Die Nahrung des Wildschweins besteht – nach Verschiedenheit der Jahreszeit – aus Kräutern, Wurzeln, Schwämmen, Früchten, Würmern, Schnecken und anderen kleinen Tieren, die es erhaschen und bezwingen kann, weiterhin aus Eicheln, Kastanien, Nüssen, wildem Obst jeder Art, Kartoffeln, Rüben, Bohnen, Erbsen, Mäusen, jungen Vögeln, jungen Hasen usw. [3]. Die Vielseitigkeit der Nahrung des Wildschweins spiegelt sich in der vielseitigen Verwendungsmöglichkeit seines Gebisses wider.

Abb. 4 (Seite 21) zeigt uns den Unterkiefer eines Menschenaffen, nämlich des Schimpansen. Am stärksten fallen uns die Eckzähne auf. Sie haben aber mit der Ernährung weniger zu tun, sie dienen vielmehr als Angriffs- bzw. Verteidigungswaffe. Die Backenzähne zeigen eine Form, wie wir sie bisher noch nicht sahen. Irgendwelche scharfe Spitzen wie beim Raubtier oder beim Schwein sind nicht zu beobachten. Vielmehr machen die Oberfächen den Eindruck eines leicht hügeligen Geländes. Die drei letzten Backenzähne zeigen vier bis fünf leichte Höcker. Die Hauptnahrungsmittel des Schimpansen sind Früchte (einschließlich Nüsse) und Wurzeln. („Tschimpänso" bedeutet in der Fiotessprache „Wurzelgräber".) Wenn er ein Vogelnest findet, frisst er auch die Eier.

In Abb. 5 (Seite 22) sehen wir den Unterkiefer des Menschen. Irgendwelche scharfen Spitzen sind auch hier nicht zu beobachten. Die Oberflächen der Backenzähne machen wie beim Schimpansen den Eindruck leichter hügeliger Erhebungen. Vier bis fünf leichte Höcker sind auf den drei letzten Backenzähnen festzustellen. Aus der weitgehenden Übereinstimmung der Backenzähne des Menschen mit denen des Schimpansen schließe ich nun, dass die Nahrung des Menschen der des Schimpansen ähnelt. Jedenfalls muss man logischerweise zugeben, dass die Nahrung des Menschen wenigstens die Konsistenz von Früchten und Wurzeln haben muss. Eine Nahrung, die die Konsistenz von Blättern, Gräsern, Kräutern, Rinden, Knospen und dergleichen oder von Fleisch hat, kommt niemals als naturgemäße menschliche Nahrung infrage. Auch in den übrigen Verdauungsorganen (Magen, Dünndarm, Dickdarm usw.), ja selbst in der Blutbeschaffenheit steht uns der Schimpanse näher als jedes andere Tier.

Kommentierung

Es ist für den Menschen durchaus möglich, eine Nahrung zu verzehren, die die Konsistenz von Blättern, Gräsern und Kräutern hat. Zu denken sei hierbei an die gesamte Palette der grünen Salate und Kräuter.

Instinkt

Wir konnten bisher aufgrund der vergleichenden Anatomie sicher auf die Konsistenz der ursprünglichen menschlichen Nahrung schließen. Um weiterzukommen, müssen wir den menschlichen Instinkt zu Hilfe nehmen. Hier wenden wir uns wieder an die Natur, unsere beste Führerin. Wir sehen, wie in der freien Natur für jedes Tier der Tisch gedeckt ist, und so ist es für das betreffende Tier das Beste. Kein Tier kennt Gekochtes, Gebratenes, Gewürztes. Jedes Tier frisst in der Freiheit die ihm zustehende Nahrung roh. Wo ist nun der „Futterplatz" für den Menschen? Das Tier kann es nicht sein. Schon der Fang eines Tieres ohne jegliche künstliche Mittel würde dem Menschen einige Schwierigkeiten machen, im Gegensatz zu allen anderen Fleisch fressenden Tieren, die ganz vorzüglich darauf eingerichtet sind. Auch die Zerstückelung des Tieres mit seinen Zähnen ist dem Menschen praktisch unmöglich.

Nun aber das Wesentliche: Ein Stück Fleisch in rohem Zustand, ohne irgendwelche Zubereitung, ohne Zutaten, also von einem soeben getöteten Tier abgeschnitten, kann der Mensch nicht essen. Man möge es versuchen und wird staunen! Ein bis zwei Bissen würgt man vielleicht herunter, aber bei den nächsten Bissen entsteht ein solcher Widerwille, dass man alles wieder erbricht.

Gehen wir nun mit der Kuh auf die Weide. Sie frisst mit großem Appetit die saftigen Gräser, Kräuter, Blätter usw. Uns will das alles nicht schmecken.

Gehen wir nun in unseren Gemüsegarten. Hier müssen wir doch sicherlich das Richtige antreffen. Wie ist man aber erstaunt, wenn man den Kopfsalat, ein Leibgericht, probiert und ihm wirklich keinen Geschmack abgewinnen kann. Man findet ihn fade und nach nichts schmeckend. Wie ist das möglich? Ja, wenn man den Kopfsalat mit Öl, Essig, Pfeffer und Salz oder – nach reformerischer Art – mit Sahne, Zitrone, Zucker und Zwiebel zubereitet hat, dann mundet er uns vorzüglich. Halt, nicht der Salat ist es, der so vorzüglich schmeckt, sondern die pikanten Zutaten. So täuscht der Mensch sich über die Wahrheit hinweg.

Im Garten stehen noch andere Blattgemüse wie Weißkohl, Rotkohl, Grünkohl, Spinat, Mangold, Wirsing usw. Auch einige Stängelgemüse sind vertreten wie Rhabarber und Stängelrüben. Wir sind ganz verwundert. Alle unsere Leib- und Magengerichte wollen uns hier draußen in der Natur in rohem Zustand, ohne Zutaten, nicht schmecken. Es ist deshalb auch Unsinn, diese Blatt-, Stängel- und Kräutergemüse in rohem Zustand zu essen. Wir können mit unseren Verdauungsorganen deren Zellkern gar nicht sprengen und sie einfach nicht verdauen.

Kommentierung

Dr. Joseph Evers erlaubt in seiner strengen Form der Evers-Diät ausschließlich Wurzelgemüse, da diese dem Menschen schon roh, ohne jede Zutat, ausgesprochen gut schmecken. In der erweiterten, zeitgemäßen Form der Diät haben wir die Auswahl der Gemüsesorten nicht begrenzt. Die gesamte Lebensmittelgruppe Gemüse ist wert- und gehaltvoll. Im Vordergrund steht der hohe Kohlenhydratanteil, verpackt als Stärke. Sie wird im Körper langsam resorbiert, daher kommt es zu einem gleichmäßigen Blutzuckeranstieg, was ja auch ausgesprochen gut für Diabetiker ist. Gemüsemahlzeiten sind der Schlüssel für eine ausgewogene Ernährung, denn durch sie erreichen wir die von der Deutschen Gesellschaft für Ernährung empfohlene „kohlenhydratbetonte, fettarme" Kost. Kohlenhydrate sollen mindestens 50%, besser 60% der Nahrungsenergie ausmachen. Neben Kohlenhydraten liefert Gemüse die für die geregelte Verdauung notwendigen Ballaststoffe. Die Funktion der Ballaststoffe ist komplex. Ballaststoffreiche Kost wie Gemüse zwingt uns, intensiver zu kauen. Der Nahrungsbrei wird besser eingespeichelt und die Zähne werden trainiert. Mit üblicher, industrialisierter Kost werden die Zähne oftmals gar nicht mehr gefordert. Gerade in der Kinderernährung findet man häufig nur noch weiche, pappige, aromatisierte und gefärbte „Lebensmittel", die diesen Namen gar nicht mehr verdienen. Man denke hier an ein übliches Frühstück mit in Milch geweichten „Frühstückszerialien" bzw. weichem, weißen Toast, weiter geht es mit übersüßten Milchschnitten, es folgen zuckerreiche Joghurts und „Energiedrinks".

Zähne wollen gefordert werden, wollen beißen, dafür sind sie da. Beim intensiven Kauen, zu dem uns die Rohkost führt, wird das Zahnfleisch besser durchblutet und die Zähne trainiert.

Das längere und intensivere Kauen von Rohkostgemüse verhindert das übliche „Schlingen", also viel zu schnelles Essen. Zu schnelles Essen ist oft die Ursache von Übergewicht. Erst 15 bis 20 Minuten nach Nahrungsbeginn sendet unser Körper ein Sättigungssignal. In dieser Zeit kann man sehr viel kalorienreiche Industriekost verschlungen oder wertvolle, naturbelassene Lebensmittel genossen haben.

Der Sättigungseffekt wird durch die Quellfähigkeit der ballaststoffreichen Rohkost im Magen verstärkt. Dies ist auch ein wichtiger Ansatz für die Ernährung bei Diabetikern. Der Typ-II-Diabetes, „Altersdiabetes", wird hauptsächlich durch Übergewicht infolge Fehlernährung verursacht. Die vermehrte Körperfettmasse und zuckerreiche Ernährung erfordert verstärkte Insulinproduktion. Der Körper braucht das Insulin, um den Zucker aus dem Blut in die Körperzellen zu transportieren. Die Insulinrezeptoren in der Hülle der Fettzellen werden aber immer unempfindlicher und reagieren nicht mehr so gut auf das von der Bauchspeicheldrüse produzierte Insulin. Bei Übergewichtigen ist die Insulinkonzentration im Blut häufig erhöht. Dies kann zu Heißhunger speziell auf süße Speisen und Getränke führen. Darauf muss die Bauchspeicheldrüse wieder mit vermehrter Insulinproduktion reagieren. Wir befinden uns in einem Teufelskreis, denn irgendwann ist die körpereigene Insulinproduktion erschöpft. Jetzt tritt der Wohlstandsdiabetes in Erscheinung.

Ballaststoffreiche Rohkost hilft uns, schneller satt zu werden. Der Weg für Diabetiker führt an einer Ernährungsumstellung nicht vorbei. Die

Evers-Diät in zeitgemäßer Form hilft dabei, zunächst einige überflüssige Pfunde loszuwerden und als Dauerernährung eine Stoffwechselnormalisierung zu erreichen. Erstaunlich die Erfolge, die man als Ernährungsberaterin in der Diabetes-Beratung immer wieder sehen kann, wenn der Patient einige Kilo seines Übergewichtes reduziert. Der Blutzuckerwert normalisiert sich, da die Körperzellen wieder sensibler auf Insulin reagieren. Tabletten können reduziert werden, und gerade der Altersdiabetiker kann vor dem Insulinspritzen bewahrt werden.

Verlauf und Prognose des Diabetes sind abhängig von einer guten Stoffwechsellage. Erreichen kann man sie durch die frischkostbetonte Vollwerternährung nach Evers.

Dr. Joseph Evers hat aber auch schon früh die Bedeutung der Bewegung für den menschlichen Organismus erkannt. Wir werden diesen Aspekt später ausführlicher verfolgen.

Dann kommen wir zu einem Beet mit Wurzeln (auch Möhren bzw. Mohrrüben oder Karotten genannt). Wir ziehen eine heraus. Obwohl wir jahrelang keine rohen Möhren mehr gegessen haben, schmecken sie uns doch ganz vorzüglich. Wenn die Mutter früher die Möhren vorbereitete, um sie in den Kochtopf zu geben, naschten wir ihr schon vorher einen ganz erheblichen Teil davon weg, weil wir nicht verstehen konnten, dass die Möhren erst gekocht werden mussten. Roh, ohne jede Zutat, schmeckten sie uns viel besser als nachher gekocht und mit Gewürz versehen.

Weiter finden wir im Garten ein Beet mit jungen grünen Erbsen. Wie zuckersüß schmecken sie uns. Das haben wir auch als Kind schon gewusst, und wie oft hat uns die Mutter von den Erbsen vertrieben, damit noch etwas übrig blieb zum Kochen und Einmachen.

Dann kommen wir zu dem Beerenobst (Stachelbeeren, Johannisbeeren, Himbeeren, Erdbeeren, Brombeeren). Auch hier schmeckt uns alles so gut, dass unsere Kinder im Frühsommer kaum den Reifungsprozess abwarten können. Genauso ist es in der freien Natur mit Heidelbeeren, Waldbeeren und anderem Beerenobst.

Wir gehen weiter in den Obstgarten. Hier scheint wirklich der Tisch nur für den Menschen gedeckt zu sein. Die Äpfel, Birnen, Pflaumen, Walnüsse, Pfirsiche, Kirschen und Weintrauben laden uns zum Imbiss ein. Die Haselnuss fehlt leider gewöhnlich in unseren Obstgärten. Dafür finden wir sie aber umso mehr in der freien Natur. Unser Instinkt, wenn er nicht durch und durch verdorben ist, und besonders der Instinkt des Kindes lehrt uns, dass der Mensch von Natur aus ein Früchte- und Wurzelesser ist.

Ziehen wir zum Süden hin, dann wird natürlich die Auswahl unter den Früchten und Wurzeln entsprechend der stärkeren Vegetation noch größer. Als die bekanntesten nenne ich nur: Apfelsinen, Feigen, Bananen, Mandeln, Kokosnuss, Mandioca (eine Wurzelart). All dieses mundet uns so vorzüglich, dass uns gar nicht der Gedanke kommt, diese herrlichen Nahrungsmittel zu kochen oder zu würzen.

Kommentierung

Lassen Sie uns nochmals auf die Aussage von Dr. Joseph Evers bezüglich des rohen Genusses von Blatt-, Stängel- und Kräutergemüse zurückkommen. Natürlich ist es durchaus möglich, rohen Rot- und Weißkohl, Spinat, Mangold und andere Gemüsesorten zu verzehren. Wer schon einmal Gast in unserer Klinik war, weiß, wie lecker Salate davon schmecken. In der erweiterten Form der Diät haben wir ein breites, vielseitiges Spektrum an Gemüse und Obst. Es ist keineswegs eine einseitige, eintönige Diät, wie einige Kritiker uns vorwerfen. Das Ernährungskonzept wurde im Lauf der Jahre aufgrund neuer Erkenntnisse und eigener Erfahrungen erweitert. Der Vorwurf, den man leider häufig liest oder zu hören bekommt, „die Evers-Diät sei als Dauerernährung „nicht geeignet", ist völlig haltlos. Die zeitgemäße Form, die wir in der Praxis einsetzen, berücksichtigt die Empfehlungen der Deutschen Gesellschaft für Ernährung, ist ausgewogen und vielseitig. Dies werden Sie im Verlauf des Buches selbst erfahren. Die Evers-Diät ist eine frischkostbetonte Variante der Vollwerternährung. Dr. Joseph Evers legte sehr großen Wert auf einen hohen Rohkostanteil, da viele wertvolle Inhaltsstoffe der Nahrung hitzeempfindlich sind.

Er hielt es für unsinnig, Blatt-, Stängel- und Kräutergemüse in rohem Zustand zu essen, da wir mit unseren Verdauungsorganen den Zellkern gar nicht sprengen und damit diese Gemüsesorten nicht verdauen können. Seine ursprüngliche, strenge Form der Diät schränkte die Gemüsesorten sehr ein. Ich greife jetzt vor, wenn ich, wie wir noch sehen werden, sein Verbot der Kartoffel vorwegnehmen möchte, um dieses hier an dieser Stelle mit zu diskutieren. Gerade bei Kartoffeln wird deutlich, dass wir sie roh wirklich nicht verwerten können. Sollen wir aber deshalb auf ein so wertvolles Lebensmittel verzichten? Kartoffeln enthalten rund 20% der gesunden Stärke, deren Wirkung ich schon bei der Betrachtung des Gemüses erläutert habe. Sie ist reich an Vitamin C. Mit ihrer Hilfe konnte der gefürchtete Skorbut in Europa besiegt werden. Sie liefert dem Menschen Eiweiß von besonders hochwertiger Qualität. Ihr hoher Kaliumgehalt dient zur Entwässerung bei Herz- und Nierenerkrankungen. Kartoffeln „pur" machen nicht dick, sondern sind auch aufgrund ihres Ballaststoffgehaltes sehr gute Sattmacher. Ihrer Verunglimpfung als Dickmacher werden sie nur gerecht in „veredelter" Form als Bratkartoffeln, Pommes frites, Chips oder Kroketten. Der Begriff „Veredelung" wird in der Lebensmittelindustrie verwendet, wenn aus hochwertigen, natürlichen Rohstoffen denaturierte, tote Produkte hergestellt werden.

Da wir den Wert der Kartoffel als Grundnahrungsmittel nicht leugnen können, ist sie Bestandteil der zeitgemäßen Evers-Diät. Wir geben sie als Pellkartoffel, denn schon als Salzkartoffel werden die meisten Wirkstoffe ausgelaugt und mit dem Kochwasser weggeschüttet.

Die zeitgemäße Evers-Diät bietet den Patienten auch kurz gedünstetes und schonend gegartes Gemüse. Die Forderung nach einer reinen Rohkosternährung für den Menschen möchte ich aufgrund wichtiger Erkenntnisse und Erfahrungen nicht mehr aufrechterhalten. Studien belegen eine optimalere Aufnahme von wertgebenden Inhaltsstoffen bei gegarten Lebensmitteln. Die Resorption beispielsweise von ß-Carotin aus gegarten Möhren ist höher als aus rohen Möhren. Lycopin, ein in den letzten Jahren sehr populär gewordener Wirkstoff aus der Gruppe der sekundären Pflanzenstoffe, wird aus der Tomate erst durch ausreichendes Erhitzen und Fettzugabe verfügbar. Lycopin ist ein besonders wirksamer Radikalfänger, und es gibt mittlerweile mehr als 70 Studien, die belegen, dass regelmäßiger Tomatenverzehr das Krebsrisiko signifikant erniedrigt.

Es muss auch berücksichtig werden, dass viele Patienten, die den guten Willen haben, ihre Ernährung umzustellen und nur noch Rohkost zu essen, dies erst einmal gar nicht so gut vertragen. Obwohl unsere Verdauungsorgane für Rohkost gedacht sind, können Unverträglichkeiten, beispielweise in Form von Blähungen, auftreten. Woran liegt das? Jahre-, jahrzehntelange Industriekost führt zur Verkümmerung der Verdauungsorgane – sie müssen erst mal wieder auf Rohkost trainiert werden. Auch hier bietet leicht gegartes Gemüse in vielen Variationen einen guten Einstieg in den Umstieg. Geht man von einer empfohlenen Gemüsezufuhr von täglich mindestens 500 Gramm aus, so sollte natürlich immer ein Großteil davon als Rohkost, variiert als Salat oder zum Knabbern zwischendurch, verzehrt werden.

Man hört hier immer wieder den Einwand: „Aber der Eckzahn des Menschen deutet doch auf Fleischnahrung hin." Darauf antworte ich: Man suche doch in den Abbildungen. 5, 6, 7 und 8 (Seite 22, 23) den Eckzahn. Wenn man ihn sicher finden will, muss man schon beim letzten Backenzahn anfangen zu zählen; dann ist es der sechste Zahn. So wenig springt dieser Zahn aus dem Gesamtgebiss hervor. Er hat eigentlich gar kein Recht, den Namen „Eckzahn" zu tragen. Er ist vielmehr der fließende Übergang von den Schneidezähnen zu den Backenzähnen. Beim Schimpansen dagegen in den Abbildungen 4 und 8 (Seite 21, 23) fällt uns der Eckzahn sofort auf, und trotzdem frisst der Schimpanse kein Stückchen Fleisch. Von der Existenz des so genannten Eckzahnes beim Menschen auf Fleischnahrung zu schließen, ist nicht richtig. Auf das Argument, dass dem Menschen die Reißzähne der Raubtiere ebenso fehlen wie ihm ein Fell fehlt, er dafür aber Messer und Gabel hat, um die Nahrung zu zerkleinern, und den nötigen Verstand, um Stoffe zu schaffen, die das Fell ersetzen, kann ich nur erwidern, dass das ebenso wenig schlüssig ist wie die Behauptung, der Mensch habe mit seinem Verstand auch das elektrische Licht erfunden, also brauche die Sonne nicht mehr zu scheinen.

Mancher Ernährungswissenschaftler ist der Ansicht, in der Urzeit müsste der Mensch bestimmt ein Allesfresser (Omnivor) gewesen sein. Das ist nicht richtig. Der älteste sichere menschliche Fund, den wir bisher haben, ist der Unterkiefer des „Homo heidelbergensis" (der Heidelberger Mensch, Abbildung 7 und 8, Seite 23) Sein Alter wird auf einige hunderttausend Jahre (angeblich 500.000) geschätzt. Und hier sehen wir genau das gleiche Gebiss wie in den Abbildungen 5, 6 und 8 (Seite 22, 23). Keine Spitzen, nicht das geringste Vorspringen des Eckzahnes sehen wir. Auch die genauesten Messungen eines jeden einzelnen Zahnes haben ergeben, dass diese mit unseren heutigen Zähnen haarscharf übereinstimmen. Nebenbei bemerkt, erleidet der Entwicklungsgedanke durch diesen Fund wiederum einen ordentlichen Stoß. Es ist doch wohl klar, dass bei so einem alten Stück, das von Schoetensack [4], dem klassischen Bearbeiter dieses Fundes, und Klaatsch sogar als der gemeinsame Urahne von Mensch und Menschenaffe bezeichnet wurde, doch wenigstens ein kleiner Übergang zum Gebiss des Menschenaffen (Abb. 4 und 8, Seite 21, 23) in Erscheinung treten müsste. Aber davon ist keine Spur zu sehen. Dass der Kieferknochen, der zum Ansatz der Muskulatur dient, stärker ausgebildet ist, besagt für die Abstammung rein gar nichts; denn die Beanspruchung des Gebisses und damit der Kaumuskulatur war vor 500.000 Jahren doch sicherlich stärker als heute bei uns. Außerdem zeigen die heutigen Australier und Dajaks fast die gleichen Dimensionen und Formen des Kieferknochens.

Weiter fand ich bei genauer Untersuchung des Kieferknochens des Heidelberger Menschen 12 Merkmale, die ihn absolut zum Menschen stempeln, und kein einziges, das für ein Tier spricht. Das leicht fliehende Kinn, das so gern als Kronzeuge für die Abstammung des Menschen vom Affen herangezogen wird, kann nicht als tierisches Merkmal angesehen werden, weil die senkrechte Stellung der Schneidezähne, die beim Schimpansen schnauzenartig stark nach vorn geneigt sind, dagegen spricht. Also komme ich auch hier aufgrund des Gebisses zu dem Ergebnis, dass der Urmensch, wenngleich ich heute über seinen Instinkt nicht mehr urteilen kann, ein Früchte- und Wurzelesser war.

Kommentierung

Evers' These kann dadurch unterstützt werden, dass nicht nur die kurzen Mahl- und Schneidezähne auf pflanzliche Kost hinweisen, sondern die Verschiebbarkeit unseres Kiefers mahlende Kaubewegungen erlaubt. Fleisch fressende Tiere können den Kiefer nur auf und ab bewegen. Pflanzen fressende Säugetiere, man denke z.B. an Pferde, zermahlen das Getreide mit den großen Kauflächen der Backenzähne. Im menschlichen Speichel befindet sich die für die Stärkeverdauung notwendige Amylase. Stärke kommt aber nur in pflanzlicher Kost vor. Bei Betrachtung des gesamten Magen-Darm-Traktes fallen sofort weitere Parallelen zu Pflanzen fressenden Säugetieren auf. Allein die Länge unseres Verdauungstraktes von mehr als sechs Metern weist auf Pflanzenkost hin. Fleischfresser haben einen kurzen Darm.

Unsere Ansichten über die Ernährung unserer Vorfahren in prähistorischer Zeit sind fragwürdig, weil wir von den Überbleibseln ihrer Mahlzeiten auf die Nahrung selbst schließen. Das, was sich von den Nahrungsmitteln am besten erhält, sind die Knochen der Tiere; dagegen hinterlassen Früchte, Wurzeln und Milch kaum oder gar keine Rückstände. Also muss die Schlussfolgerung von den Rückständen auf die eigentliche Nahrung zu einem falschen Ergebnis führen. Und völlig absurd ist es, von unseren Vorfahren als „Kannibalen" zu sprechen. Selbst das Raubtier greift in der Wildnis kaum einen Menschen an, wie viel weniger unsere Vorfahren ihresgleichen. Auch hier frisst das schärfste Raubtier in freier Wildbahn nicht seinesgleichen. Ein Löwe frisst nie einen Löwen und die Wildkatze frisst keine Katze. Aber der Mensch soll seinesgleichen gefressen, ja sogar ganze Rassen aufgefressen haben. „Man hat Anhaltspunkte dafür gewonnen, dass nicht nur das Wild damals dem Menschen als Jagdbeute diente, sondern dass bis in das mittlere, ja neuere Pleistozän hinein der Mensch ein Kannibale war. Amerikanische Gelehrte wollen die Feststellung gemacht haben, dass der Cromagnon-Mensch, der in Europa den Neandertaler verdrängte, diesen einfach aufgefressen hat" [5]. Das widerspricht dem, was wir in der Natur beobachten. Wenn Menschenfleisch gegessen worden ist, dann war es eine Folge falscher mystisch-religiöser Vorstellungen über die Seelenwanderung des Menschen.
Der Mensch ist aufgrund seines Gebisses wie seines Instinktes von Natur aus ein Früchte- und Wurzelesser. Als Säugling und Kleinkind ist er natürlich ein Milchtrinker.

Naturbelassenheit der Ernährung

Der Mensch lebt nicht mehr im Paradies mit seinen herrlichen Früchten. Eiszeiten und Wärmeperioden wechselten miteinander ab. Er wanderte aus in die weite Welt. Er kam in kältere Zonen, in Gebirgsgegenden, in die Wüste usw., wo er sich nicht mehr von seiner Urnahrung

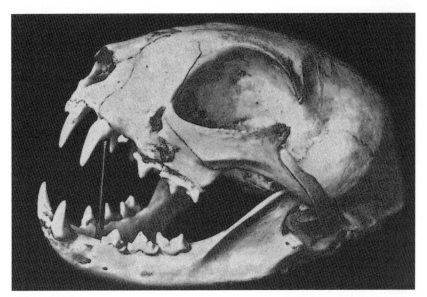

Abb. 1: Wildkatze

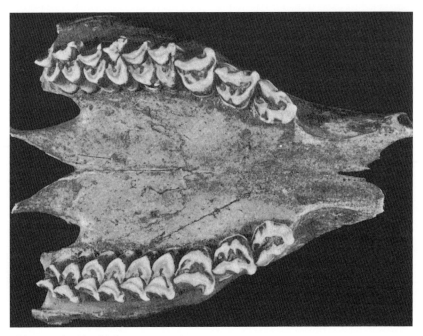

Abb. 2: Reh, Oberkiefer

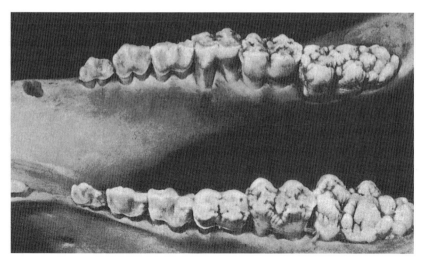

Abb. 3: Wildschwein, Unterkiefer

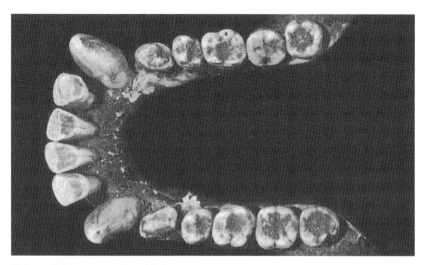

Abb. 4: Schimpanse, Unterkiefer

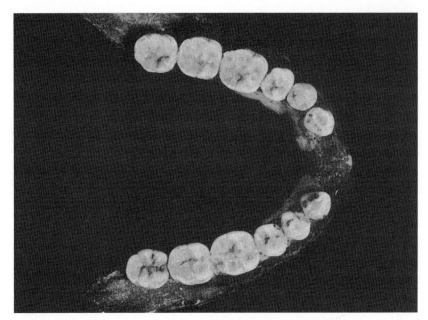

Abb. 5: Unterkiefer des heutigen Menschen (Herero); die vier Schneidezähne wurden in der Jugend abgebrochen

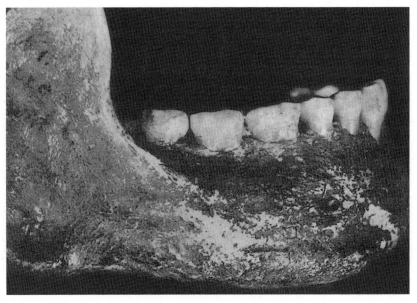

Abb. 6: Unterkiefer des heutigen Menschen von der Seite

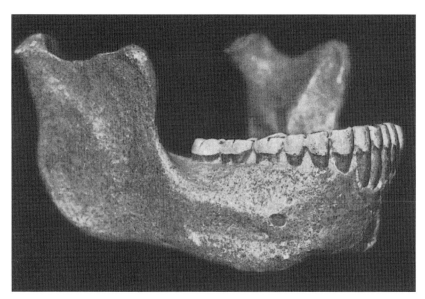

Abb. 7: Der „Heidelberger Mensch", Unterkiefer, ca. 500000 Jahre alt

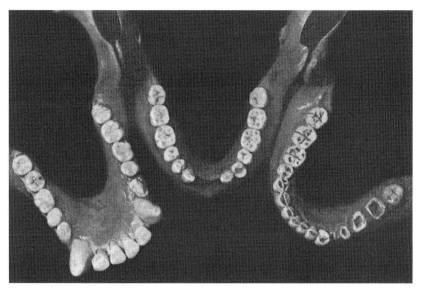

Abb. 8: (von links nach rechts) Unterkiefer vom Schimpansen, vom heutigen Menschen (Herero), vom „Heidelberger Mensch", ca. 500000 Jahre alt

(Früchte, Nüsse, Wurzeln) ernähren konnte. Er musste andere Nahrungsmittel zu sich nehmen. Wie ist ihm der Wechsel bekommen? Wir wollen einige ganz verschiedene Ernährungsgewohnheiten betrachten. Der Vergleich der Ernährungsgewohnheiten und des Krankheitsgeschehens zwischen hochzivilisierten und primitiven Völkern ist zur Klärung der Ursache der Krankheiten von größter Bedeutung. Man kommt auf diese Weise der Wahrheit sicherer und schneller näher als mit allen analytischen Methoden chemisch-physikalischer Art. Wir werden deshalb von dieser Methode reichlich Gebrauch machen. So schreibt auch der bekannte Anatom Prof. Aschoff [6]: „Die Caries ist aber in erster Linie auf die Art der Ernährung bei den zivilisierten Völkern zurückzuführen.

Genau das Gleiche gilt für die Arteriosklerose. Sie ist auch eine Folge der bei hochzivilisierten Völkern üblichen Fetternährung. Bei weniger zivilisierter Bevölkerung mit einer vorwiegend vegetarischen Kost nimmt die arteriosklerotische Veränderung der Gefäße ab. Also nur durch den Vergleich zwischen hochzivilisierten und weniger zivilisierten Völkern kann man feststellen, dass eine für das hochzivilisierte Volk normale Veränderung doch pathologisch ist.“

Dem Eskimo im hohen Norden Alaskas, der noch nicht mit der Zivilisation in Berührung gekommen ist, stehen praktisch – abgesehen von ganz geringen Mengen Mullbeeren in besonders guten Sommermonaten – nur tierische Produkte in Form von Fleisch, Fett und Eingeweiden zur Verfügung. Nach Abs [7], der selbst als Arzt jahrelang in der Arktis tätig war, verzehrt ein erwachsener männlicher Eskimo täglich durchschnittlich:

	g	Kalorien	In Prozent der Gesamtkalorien
Eiweiß	310	1271	44%
Fett	160	1488	52%
Kohlenhydrate	28	115	4%
Summe:	498	2874	100%

Obwohl seine Nahrung praktisch nur aus tierischen Nahrungsmitteln besteht und somit eine total einseitige Kost ist und bestimmt nicht die ideale Kost für den Menschen darstellt (ist doch der Mensch von Natur aus vielmehr auf Früchte-, Nüsse-, Wurzeln- und Milchverzehr eingestellt), obwohl 52% der Gesamtkalorien durch Fett gedeckt und 310 g tierisches Eiweiß täglich verzehrt werden, leidet der Eskimo nicht oder nur in ganz geringem Maße an unseren modernen Stoffwechselkrankheiten. Seine Säuglinge und Kleinkinder kennen trotz der geringen Sonnenbestrahlung keine Rachitis. Der Eskimo kennt keine Magengeschwüre, keine Gallen-, Leber-, Darm- und Nierenleiden. Ebenso wenig kennt er Zahnfäule oder Skorbut. Er erkrankt kaum an Diabetes mellitus (Zuckerkrankheit). Er kennt weder Arteriosklerose noch Krebs. Selbst die Fettsucht ist ihm unbekannt. Seine frühe Sterblichkeit ist hauptsächlich bedingt durch Tuberkulose, Unfälle und Fleischvergiftungen.

Das Geheimnis besteht darin, dass der Eskimo alles möglichst naturnah isst. Sämtliche Eingeweide und das Fett wie auch das meiste übrige Fleisch wird roh verzehrt. Kochen kann er kaum, weil er zu wenig Heizmaterial besitzt. Seine wichtigste Konservierungsmethode ist die Lufttrocknung. Dabei kennt er weder Salz noch sonstige Gewürze und erst recht keine Genussmittel.

Bei allen Fragen bezüglich der Ernährung und der davon abhängigen Gesundheit der Eskimos müssen wir streng unterscheiden zwischen den Eskimos, die noch nicht mit der Zivilisation in Berührung gekommen sind, und jenen, die zivilisatorische Kostformen angenommen haben (den Hauptanteil dieser Importnahrung stellen Weißmehl und weißer Zucker). Und dann treten rapide unsere modernen Stoffwechselkrankheiten auf den Plan. Hierauf weist Abs immer wieder hin. Und er schreibt mir persönlich: „Zu Ihrer Orientierung schreibe ich Ihnen gleich noch, dass die Eskimo-Kost von mehreren namhaften deutschen Ernährungsfachleuten unrichtig beurteilt wurde. Ich warne daher dringend, diese Arbeiten zu zitieren. Keiner dieser Autoren kannte das natürliche Polar- und Eskimo-Milieu aus eigener Anschauung und bezieht sich dazu regelmäßig nur auf eine Quelle."

Prof. Lapiccirella [8], Leiter der Herz- und Kreislauf-Abteilung der Universität Florenz, stellte im Auftrag der Weltgesundheitsorganisation genaue klinische Untersuchungen mit Elektrokardiogrammen bei 203 Angehörigen der Nomadenvölker in Somaliland (Ostafrika) an, die sich fast nur von Kamelmilch (täglich 5 bis 10 Liter) mit einem Fettgehalt von 7% ernähren. Er fand dort überhaupt keine Herz- und Kreislaufer- krankungen und sehr geringe Cholesterinwerte, wie wir sie bei uns kaum kennen. Der Gehalt an Milchfett entspricht dabei durchschnitt- lich einer Buttermenge (Butter ist ja nichts anderes als geschlagenes Milchfett) von über einem Pfund täglich! Bei uns dagegen wird vor der Butter wegen ihres angeblich hohen Cholesteringehaltes gewarnt.

Am oberen Kongo leben die Stämme der kleinen schwarzen Menschen, das Zwergvolk der Pygmäen. Sie ernähren sich zu gleichen Teilen von Früchten und Wurzeln einerseits und tierischen Produkten anderer- seits. Auch dort finden wir nichts von unseren modernen Stoffwech- selkrankheiten, wie Zahnfäule, Arteriosklerose, Krebs, Zuckerkrank- heit, chronische Magen-Darm-Krankheiten, Fettsucht usw. Das Gleiche berichten uns R. Müller [9] über die Verhältnisse im übrigen Kongoge- biet, Zöllner [10] aus Südafrika, Binder [11] aus dem Urwald in Peru. Der Krebsforscher und Chirurg Erwin Liek [12], mit dem ich befreundet war, der alle Erdteile außer Australien zum Zwecke der Erforschung dieser Probleme bereist hatte, erzählte mir genau das Gleiche. Für die Zahnfäule hat es der amerikanische Zahnarzt Dr. Weston A. Price bei vielen Völkern in den verschiedensten Erdteilen bewiesen (siehe „Gefährdete Menschheit“, übersetzt von Albert von Haller [13]). Ich kann das Buch gar nicht genug empfehlen. Diese nicht zu leugnenden Tatsachen sind wichtiger als alle analysierenden, epidermologischen Untersuchungsmethoden der letzten zwei Jahrzehnte, mit denen man der Wahrheit nicht näher gekommen ist.

Wenn wir die Lebensgeschichte der vielen Hundertjährigen auf dem Balkan und bei anderen östlichen Völkern studieren, so fällt uns immer wieder auf, dass ihre Ernährung trotz der Verschiedenheit je nach in einem Punkt übereinstimmt, nämlich in ihrer Naturhaftigkeit.

So könnte man mit Beispielen fortfahren. Wie auch immer sich die Völker ernähren, ob rein animalisch oder mehr vegetarisch, ob sie fast reine Milchtrinker sind wie die Nomaden in der Wüste, ob sie Halb- und-Halb-Gemischtesser sind, sie erkranken nicht an unseren moder- nen Stoffwechselleiden – weil sie die Nahrungsmittel so naturnahe wie möglich zu sich nehmen. Überall dort, wo die Völker sich von eigenem Grund und Boden, von den Erzeugnissen ihres eigenen Landes möglichst naturnahe ernähren, treten unsere modernen ernährungsbedingten Stoffwechselkrankheiten, die bei uns ca. 70% aller Todesfälle verursachen, nicht auf. Diese Völker bleiben gesund.

Je länger ich mich mit Ernährungsforschung beschäftige, je mehr Ernährungsversuche ich gemacht habe, je mehr Erfahrungen ich bei meinen vielen tausend stoffwechselkranken Patienten sammeln konnte, die fast alle offiziell als „unheilbar" gelten, je mehr ich von ihnen heilen konnte, umso sicherer bin ich zu folgender Einsicht gekommen: Die Natur ist ungeheuer großzügig, auch wenn der Mensch sich nicht auf dem ihm zustehenden Futterplatz seine Nahrung holt; sie ist aber unerbittlich streng und rächt sich immer, wenn seine Nahrung denaturiert wird.

Die Wichtigkeit der Ernährung für unsere Gesundheit

Wie wichtig die Ernährung für unsere Gesundheit in positivem wie negativem Sinne ist, erkennen wir erst richtig in den letzten Jahren, als wir mithilfe der Isotopenforschung einen tieferen Einblick in unser Stoffwechselgeschehen gewinnen konnten. Es ist nicht so, wie wir bisher mehr oder weniger glaubten, dass die Ernährung nur dazu dient, Arbeit zu leisten und den Körper nebenbei zu erhalten. Im Gegenteil, es geht vielmehr ein ständiger, ja sekundlicher Ab- und Aufbau in unserem Körper vor sich. Unser Haar wächst, es wird geschnitten oder fällt aus, es wächst wieder nach. Unser Fingernagel wächst, er wird geschnitten, er wächst wieder nach.

So geht es mit allen Organen unseres Körpers. Der Nobelpreisträger Butenandt [14] schreibt: „Durch eine Fülle von Experimenten dieser Art wurde offenbar, was wir vorwegnahmen: dass alle stofflichen Ordnungsgefüge, alle Strukturen im Leben einem dauernden Auf- und Abbau unterliegen. Man erkannte beispielsweise, dass die Eiweißstoffe im Blut eines Menschen innerhalb von zehn Tagen auf die Hälfte abgebaut und in der gleichen Zeit um diese Hälfte neu synthetisiert werden und dass der gesamte Eiweißbestand eines menschlichen Körpers einschließlich aller Muskeln innerhalb von 80 Tagen auf die Hälfte abgebaut und neu synthetisiert wird. Man weiß, dass in diesem Prozess auch die so stabil erscheinenden Strukturen der Knochen und Zähne einbezogen sind!"

Balters [15] sagt: „Neben den sich für uns unvorstellbar schnell vollziehenden Reaktionen (1000 pro Sekunde) wie in Mitochondrien finden wir auch Abläufe wie die der Erneuerung der Darmschleimhaut, welche zwei Tage, und die der Haut, welche für diesen Vorgang zehn Tage benötigen und durch direkte Beobachtung verfolgt werden können."

H. Schulten [2] schreibt: „Die Erythrocyten haben im Blute nur eine beschränkte Lebensdauer von etwa 120 Tagen." So Bertalanfey [16]: „Selbst anscheinend stabile Substanzen wie der Knochen oder das Dentin unterliegen einer verhältnismäßig raschen Erneuerung. Ähnliches gilt für die Zellen innerhalb vieler Gewebe und Organe. Die Erneuerungszeit – ich zitiere hier Ergebnisse meines Sohnes, Felix Bertalanfey – der Zellen der Darmschleimhaut beispielsweise ist zwei Tage, die der Epidermis 20 Tage." Das Knochenmark bildet in jeder Sekunde 10 Millionen rote Blutkörperchen! Dieser ganze Aufbau wird nur durch unsere Ernährung in Gang gehalten. Daraus ersehen wir, wie wichtig die Ernährung ist. Ja, sie ist von allen Umwelteinflüssen das Wichtigste. Ebenso klar ist, dass der Körper nur aus einer guten, möglichst naturbelassenen Nahrung etwas Gutes aufbauen kann und niemals aus einer schlechten, denaturierten Kost. Jeder Bissen, den wir in den Mund nehmen, wirkt sich im positiven oder negativen Sinne aus. Würden wir voll und ganz das Ideal der menschlichen Ernährung erfüllen, dann würden wir das höchste Alter, welches dem einzelnen Menschen kraft seiner angeborenen Veranlagung zusteht, erreichen können. Dieses Alter liegt viel höher, als wir uns heute träumen lassen, nämlich zwischen 100 und 120 Jahren.

Evers-Diät für Kranke und Gesunde

Kurvorschrift bei schweren Stoffwechselkrankheiten

Zunächst wollen wir die Evers-Diät für kranke Patienten, deren Leiden gemeinhin als „unheilbar" gilt, betrachten. Es ist verständlich, dass ich dafür das ganze Rüstzeug der Diätetik einsetzen muss und keine Konzessionen machen darf. Denn nicht umsonst heißt es hier in der Medizin „unheilbar". Natürlich kommt eine Diät-Therapie nur für solche Krankheiten infrage, deren eigentliche Ursache in falscher Ernährung beruht. Infektions-, Erkältungs-, Erbkrankheiten, chirurgisch zu behandelnde Krankheiten usw. kommen für eine Diät-Therapie nicht infrage.

Früchte und Wurzeln

In der Evers-Diät sind nur folgende Nahrungsmittel erlaubt: rohe Früchte, rohe Wurzeln, rohe Milch, Butter, rohe Haferflocken, Vollkornbrot, rohes Ei, Bienenhonig und Wasser. Zu den Früchten gehören: Äpfel, Birnen, Pflaumen, Haselnüsse, Walnüsse, Sonnenblumenkerne, grüne junge Erbsen, Kirschen, Weintrauben, Pfirsiche, Stachelbeeren, Johannisbeeren, Himbeeren, Erdbeeren, Waldbeeren, Brombeeren, Apfelsinen, Bananen, Mandeln, Paranüsse, Kokosnüsse, Erdnüsse, Tomaten, Körnerfrüchte (Weizen, Roggen, Hafer), die Trockenfrüchte (Korinthen, Rosinen, Feigen und Datteln) und Gurken. Zu den Wurzeln gehören vor allem die Möhren (Karotten). Zu den Knollen gehören vornehmlich Kohlrabi, Sellerie, Radieschen und Rettiche. Je natürlicher das Nahrungsmittel ist, umso besser ist es. Früchte und Wurzeln möglichst kauen; wenn es gar nicht geht, dann reiben, aber erst kurz vor dem Essen; Kauen ist aber immer besser.

Milch

Milch kuhwarm oder kalt verwenden; wenn man sie erwärmen will, dann im Wasserbad, aber niemals über 37 Grad. Man kann die Milch auch sauer-dick werden lassen. Die Milch muss direkt vom Erzeuger bezogen werden. Eine Erkrankung durch Infektion infolge Genuss roher Milch ist praktisch ausgeschlossen.

Kommentierung

Dr. Joseph Evers war ein starker Befürworter des Rohmilchverzehrs. Darauf wird er im weiteren Verlauf seiner Ausführungen immer wieder zu sprechen kommen. Er forderte für die Milch genau das, was er für die anderen Lebensmittel an die erste Stelle setzte: die Natürlichkeit. Keine Einwirkungen thermischer und chemischer Art sollten die Lebensmittel erfahren. Bei wenig oder gar nicht verarbeiteten Lebensmitteln ist die Wahrscheinlichkeit am größten, dass alle für Gesundheit und Wohlbefinden notwendigen Inhaltsstoffe noch im vollem Umfang erhalten sind. Er wollte die Vitaminverluste vermeiden, die bei der Erhitzung der Lebensmittel auftreten. Bei Milch findet vor allem auch eine Veränderung der Proteine durch die übliche thermische Behandlung in der Molkerei statt.

Dass eine Infektion durch den Genuss roher Milch entgegen seiner Aussage durchaus erfolgen kann, ist mit ein Grund für die heute übliche Milchbehandlung. Zwar haben wir seit 1963 in Deutschland Tbc-freie Rinderbestände, doch besteht immer noch die Gefahr anderer Infektionen. Milch ist nicht steril zu gewinnen, die Primärkeimzahl liegt in der Größenordnung von 100/ml. Nach dem Melken vermehren sich diese Keime explosionsartig, insbesondere bei ungekühlter Milch. Keime, die vorkommen können, sind beispielsweise Brucellen, Listerien und MKS-Viren. Nicht unbedeutend ist die Gefahr einer Verkeimung während des Melkens oder danach durch infizierte Menschen. Milch ist eine sehr gutes Nährmedium für Erreger.

In der Klinik Dr. Evers setzen wir in der Gemeinschaftsverpflegung aus diesen Gründen keine Rohmilch mehr ein.

Wie wird Milch denn eigentlich behandelt?

Physikalische Verfahren wie das Zentrifugieren dienen der Entfernung von Schmutzteilen. Das Homogenisieren dient der Sicherung einer gleichmäßigen Fettverteilung, dabei wird die Milch unter Druck durch haarfeine Düsen gepresst. So entsteht ein vollmundiger Geschmack. Es folgt die Pasteurisierung. Heute wird vor allem das geschmacks- und nährstoffschonende Kurzzeiterhitzungsverfahren 72–75 Grad für 15–30 Sekunden angewendet. Das dient der Ausschaltung der Infektionsgefahr. Ich meine, die nur minimalen Nährstoffverluste werden durch die gewonnene Sicherheit im Bereich der Hygiene aufgewogen. Es gibt die Möglichkeit, auch heute noch Rohmilch zu beziehen. In einer EG-Verordnung werden entsprechende gesundheitliche Anforderungen an Rohmilch vorgeschrieben: sensorische Eigenschaften, eine geringe Keimzahl und das Fehlen von Koliformen und pathogenen Keimen. Dennoch wird auch hier das Abkochen der Milch vor dem Verzehr empfohlen.

Butter

Es sollte, wenn möglich, Bauernbutter verwendet werden, weil der Rahm in der Molkerei auf 95 Grad erhitzt wird. Margarine oder sonstige Fette und Öle, die eine Raffination durchlaufen haben, sind verboten.

Kommentierung

In der Klinik Dr. Evers wird auch heute noch keine Margarine eingesetzt, da sie ein sehr stark verarbeitetes Lebensmittel ist. Aus den guten, wertvollen flüssigen Pflanzenfetten wird unter aufwendigen thermischen, chemischen und physikalischen Prozessen ein immer gleich bleibend streichfähiges Kunstprodukt gewonnen. Es entstehen so genannte Transfettsäuren, die in der Natur so gar nicht vorkommen. Als Fette und Öle verwenden wir nur kaltgepresste, hochwertige Pflanzenöle. Sehr gute Fettsäurezusammensetzungen bieten Oliven-, Lein-, Walnuss- und Rapsöl. Lein-, Walnuss- und Rapsöl liefern die wertvolle Alpha-Linolensäure, die Entzündungsprozesse, wie sie im Körper von MS- und Rheumaerkrankten auftreten, herabsetzen. In mehreren klinischen Studien wurde ein positiver Effekt einer w-3-fettsäurenreichen Ernährung bei chronisch entzündlichen Erkrankungen nachgewiesen. Als Streich- und Backfett empfehlen wir Butter. Gemäß den Empfehlungen der Vollwerternährung ist Butter ein sehr natürliches und bekömmliches Lebensmittel.

Wie sieht es aber aus mit dem seit vielen Jahren schwelenden Konflikt: Butter und Blutcholesterinspiegel-Erhöhung? Butter enthält zwar Cholesterin, hat aber bei normal funktionierender Regulation des Blutcholesterinspiegels und einem niedrigen Gesamtverzehr keine nachteilige Wirkung. Ein niedriger Gesamtverzehr bedeutet: Fette sparen – wo man kann! Ich selbst benutze gar kein Streichfett und würde jedem die Empfehlung geben, dieses nur sehr sparsam zu verwenden. Die Deutschen essen durchschnittlich 140 g Fett pro Tag – bei 60 g liegt die Empfehlung für die tägliche Fettzufuhr. Liegt der durchschnittliche Fettverzehr über dem eigentlichen Bedarf, speichert der Körper die überschüssige Menge. Nicht umsonst ist nahezu die Hälfte der deutschen Bevölkerung übergewichtig.

Gerade für MS-Patienten wird eine Fettreduktion dringend empfohlen. In einer von Dr. Swank veröffentlichen Studie hatten die Patienten, die sehr wenig Fett aßen (unter 20 g am Tag) im Vergleich zu einer Kontrollgruppe, die mehr Fette aß, weniger Schübe und mildere Verläufe. Diese Studie wurde bereits in den 50er Jahren begonnen und umfasst eine bis zu 35-jährige Diätdauer.

Quarkkäse ist erlaubt. Er darf aber nur von roher frischer Milch hergestellt sein und muss selbstverständlich ohne Salz und Zucker genossen werden. Honig kann man natürlich zusetzen, je nach Geschmack. Als Honig kommt nur reiner Bienenhonig infrage. Eier möglichst von Hühnern, die sich ihr Futter draußen freilaufend gesucht haben. Je frischer das Ei, umso besser ist es. Man kann das Ei roh trinken, man kann es auch steif schlagen, mit Honig süßen (1 Teelöffel) und zwei Esslöffel grobe Haferflocken darunter mischen.

Kommentierung

Der Verzehr von rohem Ei kann in der heutigen Zeit nicht mehr empfohlen werden. Die Infektionsgefahr durch Enteritis-Salmonellen ist viel zu groß. Die Empfehlung von Dr. Joseph Evers ist vor dem Hintergrund der damaligen Zeit zu sehen, in der Eier noch einen hohen Stellenwert als Lebensmittel hatten. Er selbst wird sie in den weiteren Ausführungen noch häufig empfehlen. Unter Berücksichtigung der heutigen Erkenntnisse in der Ernährungswissenschaft kann das Ei nicht mehr als wertvolles Lebensmittel empfohlen werden. Aufgrund des hohen Cholesteringehalts von ca. 270 mg, welcher schon nahezu der täglich empfohlenen Zufuhr von 300 mg entspricht, enthält das Ei zusätzlich die entzündungsauslösende Fettsäure Arachidon, die ausschließlich in tierischen Lebensmitteln vorkommt. Sie wirkt im Körper entzündungsfördernd und sollte daher vor allem von MS-Patienten gemieden werden,

In der Klinik Dr. Evers werden gar keine Eier mehr zum Verzehr angeboten. Lediglich im Gebäck oder Vollwertkuchen wird das Ei als Bindemittel genutzt. Die Deutsche Gesellschaft für Ernährung empfiehlt auch für die Gesamtbevölkerung nur 1 sichtbares Ei pro Woche.

Körnerfrüchte

Die Körnerfrüchte werden in Form von gekeimtem Roggen und Weizen, groben Haferflocken und Vollkornbrot gegessen. Die Zubereitung der gekeimten Körnerfrüchte geschieht folgendermaßen: Der gereinigte Roggen und Weizen von der letzten Ernte werden zu gleichen Teilen gemischt und abends in einer Schüssel mit Wasser übergossen, sodass alles bedeckt ist. Am nächsten Morgen das Wasser ganz abgießen und dann die Körner tagsüber ohne Wasser stehen lassen, am Abend wieder frisches Wasser darauf gießen usw. Das macht man so lange, bis der Keimling eben sichtbar ist. Man soll den Keimungsprozess nicht so weit gehen lassen, dass die Keimlinge ganz lang werden, denn dann schmecken sie nicht. Am besten stehen die Körner bei Zimmerwärme und mit einem Mulltuch oder Ähnlichem zugedeckt. Durch den Keimungsvorgang werden die Körner weicher, sodass sie angenehm zu kauen sind. Der Keimungsprozess soll 3–4 Tage dauern. Morgens, mittags und abends schüttet man die Körner auf ein Sieb und spült sie mit Wasser tüchtig ab, damit die entstehenden Hefe- und Säurebazillen entfernt werden, da diese sonst den Geschmack beeinträchtigen. Morgens nach dem Abspülen die Körner gut abtropfen lassen. Da Weizen langsamer keimt, ist es praktisch, ihn 24 Stunden früher als den Roggen anzusetzen. Stellt man die Körner in einen warmen Raum (Temperatur über 20 Grad), keimen sie schon nach zwei Tagen, sind dann aber noch nicht weich genug. Stellt man umgekehrt die Körner in eine Temperatur unter 12 Grad, keimen sie erst in 7–10 Tagen oder nur wenig. Sie sind aber trotz des Abspülens so versäuert, dass sie nicht genießbar sind. Der Keimungsprozess schwankt jahreszeitlich etwas; im Sommer geht er schneller, im Winter langsamer. Auch gibt es Unterschiede in der Keimfähigkeit der Körner.

Kommentierung

Die Keime und Sprossen sind geballte Ladungen an Vitaminen und Mineralstoffen – eine vitale Frischkost, die auf dem Teller noch weiterwächst. Durch den Keimungsprozess wird das Korn weich und leichter verdaulich. Der Vitamingehalt steigt sprunghaft an. Insbesondere der

Gehalt an den für das Nervensystem wertvollen B-Vitaminen steigt bis zum Siebenfachen. Keime und Sprossen sind sehr gute pflanzliche Quellen für Calcium, Magnesium und Zink. Durch den Keimungsprozess verbessert sich die „Bioverfügbarkeit" der wertgebenden Inhaltsstoffe, der Körper kann sie also besser aufnehmen.

Wenn die Körner zu langsam keimen (also länger als 3–4 Tage), soll man sie kürzere Zeit im Wasser lassen und längere Zeit trocken stehen lassen; also beispielsweise abends erst gegen 22.00 Uhr mit Wasser begießen und morgens schon um 6.00 Uhr abgießen. Werden die Körner jedoch nicht weich genug, soll man sie längere Zeit im Wasser und kürzere Zeit trocken stehen lassen. Peinlich sauber vorgehen! Die Körner wollen genau so pfleglich behandelt werden wie ein Mittagessen. Auf jeden Fall müssen die gekeimten Körner folgende drei Eigenschaften haben:

- Sie müssen gut schmecken.
- Der Keimling muss eben sichtbar sein.
- Die Körner müssen so weich sein, dass man sie leicht zwischen den Fingerspitzen zerdrücken kann.

Sollten die Körner trotz allem gesäuert sein, rate ich von ihrem Genuss ab. Man kann die gekeimten Körner pur essen, man kann aber auch die gleiche Menge grobe Haferflocken zusetzen und alles mit Milch übergießen, das Ganze gut mischen und im Wasserbad bis 37 Grad erwärmen (auf keinen Fall höher!). So esse ich die Körner am liebsten, und man wird ihrer nicht so schnell überdrüssig. Einige Patienten essen gern Honig oder Korinthen und Rosinen dazu – das ist Geschmacksache.

Roggen und Weizen bezieht man am besten bei den örtlichen Getreidehändlern, bei der bäuerlichen Bezugs- und Absatzgenossenschaft oder in einer Mühle. Möglichst Saatgut anfordern, es darf aber nicht gebeizt sein. Man kann auch im Reformhaus biologisch gedüngte Körner kaufen.

Haferflocken müssen ganz grob sein, gelblich aussehen, sich griffig anfühlen und gut schmecken. Feine Haferflocken sind verboten.

Obst

Suchen Sie möglichst Abwechslung bei den verschiedenen Obstsorten. Bevorzugen Sie Obst, das gerade reif ist, und zwar das, das im eigenen Lande reif geworden ist und nicht importiert wurde.

Kommentierung

Das sind ganz aktuelle Forderungen und ganz im Sinne der Vollwert-ernährung. Regionale Produkte tragen durch kürzere Transportwege zur Schonung der Umwelt und zu einem geringeren Verbrauch nicht erneuerbarer Ressourcen bei. Die Empfehlung, das Obst zu essen, das gerade reif ist, ist nicht nur sinnvoll wegen der dann optimalen Vita-min- und Nährstoffdichte, sondern auch am günstigsten zu erwerben.

Obst aus eigenem Garten oder vom kleinen Bauern ist das Beste. Wo die Menschen sich von eigenem Grund und Boden ernähren, da bleiben sie am gesündesten. Je frischer ein Nahrungsmittel, umso besser ist es. Trockenobst dann essen, wenn es saisonal bedingt wenig Frischobst gibt. Trockenobst soll immer an der Sonne getrocknet sein, wie bei-spielsweise Korinthen, Rosinen, Feigen und Datteln. Auf die heute lei-der noch wenig angebaute Winterbirne mache ich besonders aufmerk-sam. Sie ist billig und schmackhaft und hält sich lange frisch.

Wurzeln

Bei den Wurzeln (Möhren) gibt es große Unterschiede im Geschmack. Sie sollten süß schmecken. Achten Sie beim Einkauf besonders darauf; ist mal eine bittere darunter, so lässt man sie einfach liegen.

Brot

Als Brot kommt nur Vollkornbrot infrage. Es ist ohne Bedeutung, ob das Brot aus Roggen oder Weizen oder aus beiden Getreidearten her-gestellt ist; das richtet sich mehr nach den regionalen Verhältnissen. Das Wesentliche dabei ist, dass das gesamte Korn darin enthalten ist. Es soll altbacken sein und gegessen werden, ohne dazu etwas zu trinken. Danach kann man trinken, so viel man will.

Kommentierung

Eine sehr wichtige Forderung, die ich nur unterstützen kann. Nur im Vollkornbrot sind die mineralstoff- und ballaststoffreichen Randschichten des Getreidekorns. Es ist außerdem reich an Eisen und Vitaminen der B-Gruppe. Der Keimling, der im Vollkornbrot enthalten ist, liefert uns hochwertiges Protein und lebensnotwendige Linolsäure. Für Diabetiker ist Vollkornbrot sehr zu empfehlen, da es einen niedrigeren glykämischen Index hat; das bedeutet, dass der Blutzucker nach dem Verzehr von Vollkornbrot geringer ansteigt als nach Weißbrot.

Nüsse

Die fetthaltigen Nüsse sind besonders wertvoll für uns. Hasel- und Walnüsse (auch „Baumnüsse" genannt) sind besonders zu empfehlen. Nüsse in der Schale sind besser als bereits geschälte; denn sie erhalten besser ihre Frische. Auch Paranüsse, Kokosnüsse und Mandeln kommen infrage. Erdnüsse sind ebenfalls erlaubt.

Kommentierung

Nüsse sind wertvoll aufgrund ihres hohen Gehaltes an B-Vitaminen, Vitamin E, Calcium, Magnesium, Kalium und Eisen. Zu berücksichtigen ist allerdings ihr hoher Fettgehalt von 50–70 %. Daher sollten sie nur in Maßen genossen werden.

Rohkost

Moderne Rohkostplatten wie rohes Blatt-, Stängel- und Kräutergemüse (Salate, Rhabarber, Spargel, Blumenkohl) und Kartoffeln in jeder Form sind verboten (der Mensch hat nun einmal keinen Kuhmagen).

Kommentierung

Dr. Joseph Evers kommt zu dieser Aussage, da der Mensch Kartoffeln nicht roh verzehren kann. Da ich, wie schon erläutert, die Kartoffeln als wertvolles Grundnahrungsmittel ansehe, werden sie in gegarter Form für die Ernährung empfohlen.

Gesundheitsschädigende Stoffe

Auch Nikotin, Kaffee (auch Ersatz), Kakao und Tee gehören dazu, ebenso wie Zucker, Salz, Senf, Essig, Pfeffer und Süßstoff. Naturreiner Wein und ein Glas gutes Bier sind bei besonderer Gelegenheit, bei heftigen Schmerzen oder Schlaflosigkeit gestattet.

Nikotin ist biochemisch ein Vorläufer stark krebsauslösender Nitrosamine. Die negativen Auswirkungen des Rauchens würden sicherlich mehr als ein Buch allein füllen. Wesentlich erscheint mir an dieser Stelle, durch einige Beispiele nochmals darauf hinzuweisen, dass das Rauchen keinesfalls verharmlost werden sollte. Dr. Joseph Evers verweigerte Patienten die Weiterbehandlung, wenn sie rauchten. Er wollte für diese Selbstvergiftung keine Verantwortung übernehmen und sah keine Heilungserfolge. Rauchen führt zu Krebs, allein 85% aller Lungentumoren werden durch Rauchen verursacht. Der Teergehalt in den Zigaretten führt zu schwer wiegenden Atemwegserkrankungen. Rauchen fördert Durchblutungsstörungen, Arteriosklerose und Gefäßverschluss. Die Lungenfunktion wird verringert und der Körper durch jede Zigarette mit freien Radikalen bombardiert. In unserer Klinik herrscht absolutes Rauchverbot.

Kaffee, schwarzer Tee und Kakao besitzen durch den Wirkstoff Koffein eine anregende Wirkung. Das Koffein aus Kaffee wird sehr schnell resorbiert und entfaltet seine Wirkung sofort. Beim schwarzen Tee verlangsamen Gerbsäuren die Resorption und verlängern die Wirkung. In der Klinik Dr. Evers wird bis heute kein Kaffee ausgeschenkt. Dem Organismus soll durch die stimulierende Wirkung des Koffeins keine Wachheit vorgetäuscht werden, die gar nicht vorhanden ist. Durch übermäßigen Kaffeegenuss kann Energie vorgetäuscht werden und damit eine ständige Überforderung des Körpers stattfinden. Die Patienten sollen in der Klinik zur Ruhe kommen und zu sich finden. Ein hoher Kaffeekonsum kann Schlaflosigkeit und Magenbeschwerden hervorrufen. Die Eisenresorption wird durch Kaffee und schwarzen Tee um bis zu 50% reduziert. Dies liegt an den Tanninen und der Chlorogensäure im schwarzen Tee und Kaffee, die nicht aufschließbare Komplexe mit dem Nahrungseisen bilden.

Als Alternative bieten wir den Patienten Getreidekaffee, der frisch aufgebrüht sehr lecker schmeckt. Er enthält kein Koffein und deutlich weniger Gerbsäure.

Das Teeverbot wurde nicht aufrechterhalten. Tee bietet vielfältige heilende und schützende Wirkstoffe. Der grüne Tee beispielsweise enthält Spuren wichtiger Mineralstoffe wie Flur, Zink, Calcium, Kalium, Jod, Kupfer und Mangan. Er enthält Vitamine des B-, C-, und E-Komplexes.

Der Fluorgehalt des grünen Tees kann Karies vorbeugen. Wir setzen in der Klinik Dr. Evers noch eine ganze Reihe weiterer Kräuter- und Früchtetees aus ökologischem Anbau ein. Diese besitzen jeweils spezifische Wirkung. Der Fenchel-Kümmel-Anistee hilft vorzüglich bei Magen-Darm-Problemen, die Beerentees liefern viel Vitamin C.

Tägliche Mengen

Tägliche Mengen (dies sind nur Durchschnittszahlen und nicht für den einzelnen Patienten bindend, die Menge an Brot und Flocken allerdings sollte möglichst nicht überschritten werden):

Gekeimte Körner	50 bis 150 g
Vollkornbrot	nicht über 200 g
Haferflocken	nicht über 70 g
Obst und Wurzeln	insgesamt 500 g oder mehr
Milch	1 bis 2 Liter (einen Teil kann man zu Quarkkäse verarbeiten)
Butter	50 g oder mehr
Eier	1 bis 2 oder mehr
Honig	nach Belieben
Nusskerne	50 bis 100 g

Kommentierung

Die aktuelle und zeitgemäße Empfehlung für die Lebensmittelzufuhr lautet folgendermaßen:

Gekeimte Körner	ca. 40 g	2 Esslöffel
Vollkornbrot	ca. 200 g	4 Scheiben
Haferflocken	ca. 40 g	4 Esslöffel
Gemüse	ca. 500 g	auf 2 Portionen verteilt
Obst	ca. 300 g	mindestens 2 Stücke
Milch- und Milchprodukte	ca. 500 g	z. B. 200 g Joghurt 200 g Quark 100 g Käse bis 45 %
Butter, Öl	bis 30 g	als Streich- und Kochfett
Keine Eier		
Honig	bis 30 g	
Nüsse und Samen	bis 20 g	

Einige Abweichungen von den ursprünglichen Empfehlungen Dr. Joseph Evers fallen sofort ins Auge. Aufgrund der aktuellen Empfehlungen der Deutschen Gesellschaft für Ernährung und neuester wissenschaftlicher Erkenntnisse im Ernährungsbereich waren diese Korrekturen notwendig und zeitgemäß.

Beispiel für einen individuellen Kostplan der Evers-Diät:

Frühstück
Evers-Müsli:
  40 g Weizenkeime
100 g Apfel grob gerieben
150 g Joghurt fettarm 1,5 % Fett
  40 g Haferflocken
  10 g Haselnüsse
  10 g Honig
dazu 2 Tassen Tee

Zwischenmahlzeit
Buttermilch-Orangengetränk:
100 g Buttermilch
100 g Orangensaft frisch gepresst

Mittagessen
Bunter Salat – Frischkornbrei – Beerenquark
dazu 400 ml natürliches Heilwasser trinken

Salat:
50 g Paprika
50 g Tomate
50 g Gurke (Salatgurke)
30 g Champgnons
15 g Olivenöl mit Zitronensaft und Kräutern

Frischkornbrei:

20 g Roggen grob geschrotet

150 g Banane

10 g Rosinen

10 g Honig

Fruchtquarkspeise:

80 g Speisequark mager

60 g Brombeeren

10 g Honig

Zwischenmahlzeit

100 g Grahambrot (Weizenschrotbrot)

50 g Hüttenkäse (Cottage-Käse)

20 g Radieschen

200 g Apfelsaft

Abendessen

Rohkostplatte – Vollkornbrot – Käse und Kräuterquark

100 g Möhren (Karotten, Mohrrüben)

50 g Kohlrabi

50 g Fenchel

30 g Rettich

100 g Roggenvollkornbrot

15 g Butter

50 g Camembertkäse 45 % Fett i.Tr.

50 g Speisequark mager

2 g Petersilie Blatt

3 g Schnittlauch

5 g Zwiebel

200 g Natürliches Heilwasser

Gesamtsumme des Tagesprotokolls Evers-Diät – Empfehlung der DGE für eine erwachsene Frau:

	kcal: 2062/kJ: 8629	kcal: 2200/kJ: 9000
Eiweiß:	87 g	48 g
Fett:	62 g	57 g
Kohlenhydrate:	278 g	300 g
Ballaststoffe:	49 g	mindestens 30 g
Purine:	74 mg	bis 110 mg
Cholesterin:	79 mg	bis 300 mg
Natrium:	1910 mg	2000 mg
Magnesium:	518 mg	300 mg
Calcium:	1229 mg	900 mg
Kalium:	4446 mg	3000 mg
Eisen:	21 mg	15 mg
Phosphor:	2128 mg	1400 mg
MUFS:	7.33 g	7,5 g
Wasser:	2407 ml	2000 ml
R-Äq:	3.00 mg	1,00 mg
Vitamin D:	0.96 ug	0,5 ug
Vitamin E:	15 mg	12 mg
Folsäure:	504 ug	400 ug
Vitamin B_1:	2,30 mg	1,1–1,3 mg
Vitamin B_2:	2,50 mg	1,5–1,7 mg
Vitamin B_6.	3,41 mg	1,6–1,8 mg
Vitamin C:	282.34 mg	75 mg
Zink:	12.26 mg	12 mg
Eiweiß:	87 g (18%)	15%
Fett:	62 g (28%)	30%
Kohlenhydrate:	278 g (54%)	55%

Dieses Tagesbeispiel macht die gute Vitamin- und Mineralstoffversorgung durch die Evers-Diät deutlich. Wir finden selbst bei Eisen einen weit über der Empfehlung liegenden Wert, obgleich auf Fleisch und Wurst jeglicher Art verzichtet wird. Die Eiweißzufuhr ist aufgrund der Auswahl fettarmer Milch- und Milchprodukte relativ hoch, aber noch im Rahmen. Der Bedarf an mehrfach ungesättigten Fettsäuren wird gut abgedeckt, ebenso besteht eine sehr gute Magnesium- und Calciumzufuhr. Die Diät ist cholesterin- und purinarm. Purine sind Gicht auslösende Eiweiße, die vor allem in tierischen Lebensmitteln vorkommen. Ernährungsphysiologisch gesehen ist die Evers-Diät eine frischkostbetonte Variante der Vollwerternährung. Hier in der Klinik berücksichtigen wir den seit langem bekannten Zusammenhang zwischen Nahrungsfetten und entzündlichen Prozessen im Körper. Der Fettgehalt der „ursprünglichen Diät" ist rigoros reduziert worden. Die Evers-Diät ist modifiziert und berücksichtigt alle aktuellen Empfehlungen der Ernährungswissenschaft. Die positiven Wirkungen gehen auf die Wert gebenden Inhaltsstoffe der Frischkost zurück: Ballaststoffe, Antioxidantien, sekundäre Pflanzenstoffe, B-Vitamine, ungesättigte Fette vom Omega-6- und Omega-3-Typ, Mineralstoffe und Spurenelemente. Die Behandlung der MS-Patienten wird unterstützt und die Lebensqualität verbessert. Die lakto-vegetabile Evers-Diät senkt die Zufuhr der entzündungsfördernden Arachidonsäure. Die kaltgepressten, Vitamin-E-reichen Pflanzenöle wirken antioxidativ und hemmen die Bildung von Entzündungsstoffen im Körper. In der modifizierten Evers-Diät setzen wir ausschließlich fettarme Milch- und Milchprodukte ein.

Ich möchte mich den Worten von Dr. Joseph Evers anschließen und bestätigen, dass für die Mengen der Lebensmittelaufnahme der einzelne Patient maßgeblich ist. Die Evers-Diät wird in der Klinik individuell angepasst und gestaltet. Patienten, bei denen Komplikationen in Form eines Herz-, Leber- oder Nierenleidens bestehen, bekommen die Evers-Diät in einer individuell angepassten Form.

Diabetiker profitieren vom hohen Vollkorn- und Gemüseanteil und Verzicht auf Haushaltszucker. Rohr- oder Rübenzucker kommt in der Evers-Diät ebenfalls nicht vor. Die täglich erlaubte Kohlenhydratmenge wird bei Diabetikern auf 5 bis 7 Mahlzeiten verteilt. Der geringe Fettgehalt der modifizierten Evers-Diät – vor allem an tierischem Fett, da

Fleisch- und Wurstwaren nicht erlaubt sind – verhütet Fettstoffwechselstörungen am wirksamsten. So werden arteriosklerotische Gefäßveränderungen vermieden. Die Sterblichkeit von Diabetikern wird entscheidend von frühzeitig auftretenden Gefäßerkrankungen bestimmt. Herzinfarkt und Schlaganfall stehen an erster Stelle. Dies kann durch die individuell angepasste Evers-Diät verhütet werden.

Liegen beim Patienten Allergien vor, so wird eine individuelle, allergenarme Form der Evers-Diät gegeben. Viele Anrufe von Milchallergikern erreichen mich. Sie sind verunsichert, ob auch sie die Diät durchführen können. Wie wir aus der Tabelle ersehen können, wurde der Milchanteil in der Diät bereits stark reduziert. Das hat folgende Gründe: Schon bei einem Rohmilchverzehr von einem Liter pro Tag ergibt das 35 Gramm tierisches Fett. Das ist schon mehr als die Hälfte des Tagesbedarfs, und dazu unerwünschtes tierisches Fett. Milch hat auch einen sehr hohen Eiweißgehalt. Zu viel Eiweiß belastet den Körper. Die in der Rohmilch enthaltene Laktose (Milchzucker) wird von vielen Erwachsenen nicht mehr vertragen, da ihnen die Laktase, das entsprechende Enzym zur Spaltung des Milchzuckers, fehlt. Dem Großteil der Menschen im asiatischen Raum fehlt dieses Enzym. Sie reagieren auf diesen Mangel mit Blähungen und Durchfällen. Die Durchführung der Evers-Diät ist auch bei einer Milchunverträglichkeit möglich. Sauermilchprodukte sind oft bekömmlicher, da die Milchsäurebakterien einen großen Teil des Milchzuckers verbraucht haben. Als Milchersatz dienen uns Soja- oder Reismilch bzw. ein Bananenmus-Mandelgetränk, welches sich großer Beliebtheit auch beim Gesunden erfreut. Den Calciumbedarf kann der Milchallergiker über calciumreiche Mineralwässer, Sesam, Mandeln und grüne Gemüsesorten decken.

Maßgeblich für die Mengen ist aber letztlich nur der Hunger des einzelnen Patienten. Der eine braucht täglich nur 1500 Kalorien, der andere dagegen 3000 Kalorien. Nicht derjenige, der am meisten isst, wird am schnellsten gesund, sondern derjenige, der mit Hunger- und Sättigungsgefühl weise abwechselt. Drei Mahlzeiten am Tage genügen.

Kommentierung

Vermutlich dachte Dr. Joseph Evers an die typischen drei Hauptmahlzeiten der damaligen Zeit, aß aber selbst zwischendurch mal ein Stück

Obst oder kaute Möhren. Die heutige Empfehlung geht ganz klar von mindesten fünf Mahlzeiten aus. Wobei eben auch ein Apfel oder ein kleiner Joghurt bereits eine Mahlzeit ist. In der Klinik Dr. Evers gibt es um 8.30 Uhr Frühstück, um 12.00 Uhr Mittagessen und um 17.30 Uhr Abendessen. Zwischendurch steht dem Patienten Obst aus ökologischem Anbau zur Verfügung. Zusätzlich wird 3–4 x pro Woche um 14.30 Uhr eine Zwischenmahlzeit in Form von Vollwertgebäck, gefülltem Obst, im Sommer selbst gemachtes Eis oder kleine Snacks angeboten. Patienten haben die Möglichkeit, einmal pro Woche an der „Lehrküche" unter meiner Leitung teilzunehmen. Hier probieren wir die „Evers-Diät" in der Praxis aus.

Tritt Widerwillen gegen die Nahrung ein, so hat man offensichtlich zu viel gegessen, und man soll dann sofort einen Fasttag einlegen. An diesem Tage nichts essen, nur den Durst mit klarem Wasser löschen.

Kommentierung

Wir empfehlen den Patienten anstelle eines „Fastentages", an dem außer Wasser nichts zu sich genommen wird, lieber Obst- oder Gemüsetage. Diese entwässern und entgiften sehr gut, belasten den Körper aber nicht so wie reine Wassertage. Alternativ wird in der Klinik das „Heilfasten" unter ärztlicher Aufsicht angeboten. Heilfasten beginnt immer mit Entlastungstagen und endet mit einem sinnvollen Kostaufbau. Es ist ein guter Einstieg in den Umstieg zur Evers-Diät.

Man soll auch möglichst die Nahrungsmittel vorziehen, die die Jahreszeit gerade bietet. Die Ansicht, man müsse das ganze Jahr hindurch die gleichen Nahrungsmittel zur Verfügung haben, ist nicht richtig. Jegliche Konservennahrung ist bei der Evers-Diät verboten.

Kommentierung

Gemüse- und Obstkonserven enthalten aufgrund der langen Einkochdauer und des Auslaugens durch die Aufgussflüssigkeit nur noch einen Bruchteil der ursprünglichen Vitamine und Mineralstoffe. Sie sollten daher nicht verwendet werden. Bei Gemüsekonserven kommt noch ein ungesunder hoher Kochsalzgehalt, bei Obstkonserven ein hoher Zuckergehalt dazu.

Wegen der scheinbaren Eintönigkeit der Nahrung denke man daran, dass die Kuh auf der Weide nur von Gras lebt und dabei so herrliche Milch gibt; man denke daran, dass das schwer arbeitende Pferd neben etwas Heu nur Hafer bekommt; dass der Säugling im ersten Halbjahr nur von Milch sein Körpergewicht verdoppelt; dass das Küken, wenn es ausschlüpft, nur vom Ei allein gelebt hat; dass es ganze Völker gibt, die sich viel einseitiger ernähren als wir, aber trotzdem kaum Stoffwechselkrankheiten kennen. Es geht also mit unserer Ernährung viel einfacher, als wir bisher geglaubt haben. Das Wesentliche besteht darin, dass wir das einzelne Nahrungsmittel möglichst so genießen, wie die Natur es uns anbietet. Man möge immer wieder bedenken: Im einfachen Korn ist mehr Nährwert als in einem opulenten Hochzeitsessen. Lege ein Korn in die Erde, es bringt vielfache Frucht. Lege einen gekochten Apfel in die Erde, und er verfault; lege einen rohen Apfel in die Erde, und es wächst ein mächtiger Baum daraus hervor. Lege ein gekochtes Ei in den Brutschrank, und es verfault; lege ein rohes Ei hinein, und es entsteht ein gesundes Küken. Die wertvolle, aber hoch empfindliche Milch ist von Anfang an dazu bestimmt, vom Säugling aus der Mutterbrust und vom Kälbchen aus dem Euter der Kuh getrunken zu werden, ohne die geringste Veränderung. Mensch und Tier können nur vom Genuss lebendiger Nahrung gesund bleiben!

Ich habe durch wissenschaftliche Forschungen während vieler Jahrzehnte bestätigt gefunden, dass Früchte (einschließlich Nüssen und Körnerfrüchten), Wurzeln und Milch die ursprünglichsten Nahrungsmittel der Menschheit waren und dass das Hauptübel der modernen Industrievölker in der Denaturierung (Zerstörung) unserer Nahrungsmittel liegt. Sechs meiner Kinder habe ich seinerzeit sechs bzw. acht Monate lang nur von rohen Früchten, rohen Wurzeln, roher Milch und Honig (also sogar ohne Brot, Haferflocken und Ei) ernährt. Mit dieser Ernährung fühlten sie sich sehr wohl. Am Schluss des Versuches bin ich mit fünf Kindern, die 7–13 Jahre alt waren, von unserem Heimatort Hachen nach Köln (120 km) in 3 Tagen zu Fuß gewandert, über Berg und Tal, mit der Verpflegung im Rucksack auf dem Rücken. Eine kräftigere und gesündere Kost, die sämtliche für den Menschen wertvolle Bestandteile enthält, gibt es nicht! Geheilte Patienten haben noch jahrelang schwerste Arbeit, wie beispielsweise Bäumefällen oder Schmiedearbeiten bei dieser Kost verrichtet. Nur unser total verdorbenes Zünglein muss sich wieder darauf einstellen. Wie der Trinker kein Wasser mag und die Kaffeesüchtige keine Milch will, wie der Zigarettenraucher eher auf das tägliche Brot verzichtet als auf seine Zigarette, und wie der Morphinist gierig ist auf die Morphiumspritze, so ist unsere Zunge durch jahrelange Gewöhnung begierlich auf Gekochtes, Gebackenes, Gebratenes und Gewürztes geworden. Aller Anfang ist schwer, aber nachher geht es spielend leicht. Die Umstellung dauert 8 bis 14 Tage. Das Leben wird so schön! Alles, was ich empfehle, habe ich am eigenen Körper und bei anderen Menschen und Tieren durch viele Versuche erprobt. Die totale Umstellung der Ernährungsweise macht zuerst Beschwerden, bei dem einen mehr, dem anderen weniger. Es treten oft Krisen auf. Mancher Patient fühlt sich elend, matt, unlustig in den ersten Wochen. Dieser Zustand hat mit der Krankheit nichts zu tun. Besonders schwer fällt die Umstellung den Patienten, die sehr raffiniert gegessen haben, die süchtig sind auf Nikotin, Kaffee, Alkohol, Morphium oder sonstige Schmerz betäubende Medikamente. Es muss aber dieser Zustand überwunden werden, und er wird auch überwunden, wenn der Patient nur durchhält. Der Lohn ist nachher umso größer. Ein ganz neues Leben beginnt.

Kommentierung

Dr. Joseph Evers beschreibt hier, was wir auch heute noch bei einigen Patienten in der Klinik erleben. Die Umstellung von „Industriekost" auf Rohkost bereitet häufig Schwierigkeiten, da sich die Verdauungsorgane erst wieder an die natürliche Ernährung gewöhnen müssen. Menschen, die jahrelang nur Weißmehlprodukte und Gekochtes gegessen haben, brauchen eine gewisse Zeit der Umstellung. Ist diese Phase vorbei, bekommt ihnen die Rohkost sehr gut.

Nur nicht auf die falschen Freunde hören, die so gerne über den Patienten herfallen und ihm die Kur verleiden wollen. „Eine Zigarette darfst du ruhig rauchen, eine Tasse Bohnenkaffee schadet dir nichts, ein Stückchen Kuchen hat noch keinem Menschen etwas getan".

Daneben ist es wichtig, jeden Morgen eine kalte Abreibung zu machen. Reiben Sie sofort aus der Bettwärme heraus den ganzen Körper mit einem nassen Handtuch ab, hinterher abtrocknen und dann ankleiden (also nicht Körperteile kalt abreiben und dann trocken reiben, sondern den ganzen Körper zunächst kalt abreiben und dann den ganzen Körper trocken reiben.) Am besten nimmt man ein grobes Gerstenkornhandtuch. Das Handtuch ins kalte Wasser legen und dann leicht zwischen den Händen ausdrücken, nicht auswringen. Die Reihenfolge der Abreibung soll gewöhnlich folgendermaßen sein: Gesicht, Nacken, Hals, Brust, Bauch, Arme, Rücken, Beine hinten, Beine vorn, dann die Füße. Wenn man Brust und Bauch kalt abgerieben hat, das Handtuch wieder ins Wasser tauchen, ebenso nachdem man den Rücken abgerieben hat, weil sonst das Handtuch zu warm wird. Auch in den Tagen der monatlichen Regel der Frauen soll die Abreibung unbedingt durchgehalten werden. Man fängt langsam damit an und steigert allmählich, sodass nach etwa 14 Tagen der ganze Körper kalt abgerieben wird. Die Abreibung soll nicht länger als 1–2 Minuten dauern (das Trockenreiben nicht mitgerechnet). Man kann statt der kalten Abreibung auch eine kalte Brause nehmen, aber nicht länger als $^1/_2$ bis 1 Minute. Ich mache diese Abhärtung deshalb, weil der Patient infolge seines Bewegungsmangels den Witterungseinflüssen nicht genügend ausgesetzt ist und infolgedessen zu Erkältungskrankheiten neigt.

Dagegen warne ich vor übertriebenen Wasseranwendungen. Nimmt der Patient ein warmes Bad, so soll es nicht über 35 Grad warm sein. Hinterher soll der Körper tüchtig kalt abgerieben werden. Am liebsten ist mir aber, wenn der Patient überhaupt nicht mehr warm badet. Unbekleidet an der Sonne liegen ist verboten, ein Luftbad dagegen ist gut. Wenn es geht, viel an die frische Luft gehen, auch bei schlechtem Wetter, mit so viel Bewegung, dass man sich wohl fühlt. Abwechseln mit Arbeit und Ruhe. Stellt sich an irgendeinem Körperteil Ermüdung ein, dann sofort mit der Arbeit aufhören.

Bei der Durchführung einer Kur habe ich durch das Hinzutreten einer Schwangerschaft niemals eine Verschlechterung gesehen. Deshalb ist auch die Unterbrechung der Schwangerschaft verboten.

Die Diät soll auch bei Hinzutreten einer anderen Krankheit nicht geändert werden. Selbstverständlich lässt man bei akuten, schweren Magen-Darm-Erkrankungen (wie ein schwerer Katarrh oder Blinddarmentzündung) die gröberen Nahrungsmittel (Vollkornbrot, Körner und evtl. auch Wurzeln) eine Zeit lang fort, bis die Gefahr vorbei ist. Es sollen jedoch keine anderen Nahrungsmittel als die hier aufgeführten genommen werden. Tritt Fieber auf und man hat keinen Appetit, wird nichts gegessen, bis sich der Hunger wieder einstellt. Hat man Durst, trinkt man klares Wasser.

Es darf nichts, aber auch nicht das Geringste sonst gemacht werden und nicht im Geringsten von der Diät-Vorschrift abgewichen werden. Es wird keine Zigarette geraucht, keine Tasse Kaffee getrunken, kein Stückchen Kuchen gegessen, kein einziger Löffel Gekochtes oder sonst Verbotenes genossen. Wenn meine These richtig ist, dass es sich bei der Multiplen Sklerose und vielen anderen Zivilisationskrankheiten um Stoffwechselerkrankungen handelt, die durch jahrelange Fehlernährung hervorgerufen wurden, dann ist es ja auch ganz einleuchtend, dass man nur durch eine lang dauernde, richtige Ernährung Erfolge erzielen kann. Bei schweren Fällen rechne ich immer mit einer Kurdauer von einigen Jahren. Es ist ganz selbstverständlich, dass auch während der Kur Rückschläge eintreten können. Das braucht uns aber nicht zu entmutigen. Die Remissionen (Besserungen) sind durchschnittlich stärker als die Rückschläge, und damit bessert sich das Befinden des Patienten auf lange Sicht gesehen. Die Kur kann zu Hause durchgeführt werden. Natürlich ist die Einführung in die Kur innerhalb einer Gemeinschaft von Menschen, die alle die Kur durchführen, viel leichter. Eine Schädigung durch die Kur kann nie eintreten.

Kommentierung

Da wir gesehen haben, dass die Zufuhr aller essenziellen Nähr- und Wirkstoffe durch die Evers-Diät gesichert ist, kann ich dem voll zustimmen.

Erleichterungen in der Diät

Wenn das Krankheitsbild des Patienten sich gebessert hat, gestatte ich folgende zusätzliche Nahrungsmittel:

- Roher Schinken und roher Speck (milde gewürzt). Ich lasse von beiden 1–2 cm der Salzseite abschneiden. Wenn es dann noch scharf schmeckt, die einzelnen Scheiben in Wasser oder besser in saure Milch legen. Ferner erlaube ich rohes frisches Gehacktes mit Zwiebeln und rohem Ei, ohne Salz zubereitet. Es darf nicht in der Tiefkühltruhe gelegen haben. Das Gehackte kann vom Schwein, Kalb oder Rind sein. Zudem täglich ein Brot belegt mit Butter und Speck, Schinken oder Gehacktem.

- Schreitet die Besserung weiter fort, so gestatte ich ferner zweimal wöchentlich Spiegelei, nur auf einer Seite leicht angebraten.
- Ist der Patient weiter auf dem Weg der Besserung, gestatte ich frisches Fleisch (vom Schwein, Kalb oder Rind), auf beiden Seiten leicht angebraten, Fisch, Geflügel, Wild. Mit Butter oder Schweineschmalz oder Speck zubereitet, jedoch ohne Margarine und Öl sowie ohne Paniermehl und Soßen. Nur mit Zwiebeln und evtl. ganz wenig Salz gewürzt. Das Fleisch darf nicht in der Tiefkühltruhe gelegen haben. Diese Kurerleichterung wird gewöhnlich einmal pro Woche (etwa sonntags) und bei besonderen Gelegenheiten gewährt.

Ich gebe diese Erleichterungen nicht deshalb, weil ich glaube, dass sie besser sind als die Grundkost. Nein, die Grundkost ist und bleibt das Ideal. Aber der moderne Mensch hat sich so sehr an die raffinierte Kost gewöhnt, dass er glücklich ist, wenn er Erleichterungen von dieser Seite bekommt. Wenn ich zu der Überzeugung gelange, dass man durch diese Erleichterungen keinen Rückschlag zu erwarten braucht, so möchte ich ihm gern diese Freude bereiten.

Kommentierung

Dr. Joseph Evers schildert nun einige Erleichterungen seiner Diät, sobald sich das Krankheitsbild gebessert hat. Diese Kurerleichterungen gewährt er einmal pro Woche und bei besonderen Anlässen. Ganz klar können Speck und Schweineschmalz unter heutigen Erkenntnissen nicht mehr empfohlen werden. Hier muss man wieder die damaligen Lebensumstände sehen. Um 1950 galten Speck und Schmalz im Sauerland als Kraftnahrung. Es wurde körperlich schwer gearbeitet und viele Kalorien verbrannt. Er selbst relativiert diese Kosterleichterungen damit, dass er sie nicht deshalb gewährt, weil er glaubt, sie seien besser als die Grundkost. „Die Grundkost bleibt das Ideal" – Erleichterungen nur, um es dem „modernen Menschen" einfacher zu machen.
Heutige Empfehlungen einer Kosterleichterung gehen eher in die Richtung, Seefisch, vor allem Lachs, Hering und Makrele, in die Diät einzubauen. Dies sind zwar Fettfische, sie liefern aber ausgezeichnete Fett-

säurenzusammensetzungen. In der Ernährung für MS-Patienten werden sie empfohlen und als Medikament in Form von Fischölkapseln zugeführt. Die in ihnen enthaltene Fettsäure Eicosapentaensäure hemmt im Körper die Bildung von Entzündungsstoffen. Forschern fiel auf, dass Grönland-Eskimos kaum Krankheiten haben, bei denen Entzündungsstoffe im Körper gebildet werden. Zu diesen Erkrankungen zählen die Multiple Sklerose, rheumatoide Erkrankungen und Arteriosklerose. Dies ist auf die natürliche, ursprünglich fischreiche Ernährung der Eskimos zurückzuführen. Ändern sie ihre Ernährungsgewohnheiten in Richtung „zivilisierte Kost", sind auch sie von den typischen Zivilisationserkrankungen betroffen. Als Empfehlung kann man 1 bis 2 x pro Woche eine Fischmahlzeit geben. Zusätzlich liefern Salzwasserfische Jod und Fluor.

Ein Tagesplan in der „Klinik Dr. Evers"

In unserer Klinik wird nur die strenge Form der Evers-Diät gereicht. Jeder Patient muss sich danach richten. Es geht nicht an, dass in einer Gemeinschaft der eine Patient rohen Schinken, Speck, Gehacktes und gebratenes Fleisch, Fisch, Geflügel, Wild und Spiegelei bekommt, der andere aber nicht. Der Duft von Braten ist für den modernen Menschen so verlockend, dass vielen Patienten das Wasser im Munde zusammenläuft. Jenen Patienten, denen wir schon früher diese Erleichterung gewährt haben, fällt es ja nicht schwer, während des Klinikaufenthaltes von 4–8 Wochen Dauer darauf zu verzichten.

Die tägliche Standard-Diät

9.00 Uhr Frühstück

Vollkornbrot, Bauernbutter, Honig, Milch frisch von der Kuh, selbstbereiteter Quark; 1 Cocktail, bestehend aus 1–2 frischen Eiern mit Honig und etwas Zitrone gemischt.

12.00 Uhr Mittagessen

Etwa 2 oder mehr Esslöffel gekeimte Weizen- und Roggenkörner, dazu nimmt man aus bereitgestellten Schalen Rosinen (ungeschwefelt), Kokosflocken (nicht ranzig schmeckend), Haferflocken (grobe), Nüsse (alle Sorten erlaubt). Dazu frische Milch von der Kuh. Manche Patienten (wie auch ich) essen die gekeimten Körner lieber nur mit groben Haferflocken, die vorher in roher Milch eingeweicht, unter Umrühren auch leicht erwärmt wurden (auf keinen Fall über die Körpertemperatur hinaus, also nicht über 37 Grad) und dadurch dem Ganzen einen sämigen Charakter geben. Diese Art der Zubereitung widerstrebt den Patienten nicht so schnell. Als Nachtisch gibt es verschiedene Desserts, beispielsweise Obstsalate je nach Jahreszeit, in verschiedenen Kombinationen, oder Quarkspeisen mit Nüssen, Rotwein mit Eiern, alles mit geschlagener Sahne; dazu Obst.

17.30 Uhr Abendbrot

Vollkornbrot, Bauernbutter, selbst bereiteter Quark, evtl. mit etwas Kümmel, frische Kuhmilch, vorweg einen Rohkost-Salat aus Gemüsen je nach Jahreszeit, angemacht mit Zitrone, Sahne, Kräutern (mäßig), dazu Obst.

Kommentierung

Aktuelle Version (2002):

8.30 Uhr Frühstück
Frisch gepresster Saft (Obst-, Gemüsesaft oder Milchmix)
Frischobst je nach Saison oder Trockenobst
Gekeimtes Getreide
Vollkornbrot/Knäckebrot, etwas Butter, Honig, Fruchtaufstriche
Frisch geflocktes Getreide (Hafer, Hirse, Reis)
Nüsse und Samen
Fettarmer Joghurt, Buttermilch, Molke, Milch

10. 00 Uhr Zwischenmahlzeit
Obstkorb, zur freien Verfügung auf den Patientenzimmern

12.00 Uhr Mittagessen
Rohkostsalat je nach Jahreszeit
Frischkornbrei bzw. leicht gedünstetes Gemüse mit Reis, Grünkern, Hirse oder Pellkartoffeln
Quarkspeise oder Obstsalat

14.30 Uhr Zwischenmahlzeit
Vollkornkuchen
gefülltes Obst
selbst gemachtes Eis
Vollwertsnacks

17.30 Uhr Abendessen
Rohkostplatte je nach Jahreszeit
Vollkornbrot/-brötchen, Knäckebrot
Butter, Kräuterquark
Käse oder vegetarische Aufstriche
Getränke: Mineralwasser (still, kohlensäurearm, kohlensäurereich), Kräuter- und Früchtetees

Die täglich wechselnden Zutaten

Ich nenne hier die in der „Klinik Dr. Evers" an den verschiedenen Tagen im November 1966 verabreichten Zutaten:

2.11.	mittags:	Obstsalat mit Nüssen
	abends:	Tomaten-/Gurkensalat
3.11.	mittags:	Trauben mit Sahne
	abends:	Möhren-/Apfelsalat, Sahne/Honig-Soße
4.11.	mittags:	Apfelschnitzel mit Sahne und Nüssen
	abends:	Möhrensalat
5.11.	mittags:	Vanille-Creme aus Quark, Sahne, Honig
	abends:	Rettich-Rohkost
6.11.	mittags:	Apfel/Ananas/Banane mit Sahne
	abends:	Tomaten-/Zwiebel-Salat
7.11.	mittags:	Birne/Banane, Ananas/Rosine mit Sahne
	abends:	Möhren mit Zitrone und Honig
8.11.	mittags:	Quark mit Orange, Zitrone, Honig
	abends:	Rote-Bete-Salat
9.11.	mittags:	Trauben mit Sahne
	abends:	Rettichsalat
10.11.	mittags:	Bananenspeise mit Sahne
	abends:	Sellerieraspel mit Sahne
11.11.	mittags:	Ananas/Banane mit Walnuss, Sahne
	abends:	Tomaten-/Apfel-Salat
12.11.	mittags:	Quark mit Sahne, Ananas und geriebenen Nüssen
	abends:	Wurzelsalat mit Sahne
13.11.	mittags:	Rotwein mit Honig und Schlagsahne
	abends:	Tomatensalat
14.11.	mittags.	Weintrauben/Bananen/Orangen mit Milch und Honig und Vanille
	abends:	Möhrensalat mit Zitrone
15.11.	mittags:	Ananas/Banane und Schlagsahne
	abends:	Rettichsalat mit Apfel, etwas Honig zur Sahne

16.11.	mittags:	Vanille-Quarkspeise
	abends:	Rote-Bete-Salat mit Apfel
17.11.	mittags:	Grapefruit mit Honig
	abends:	Tomatensalat
18.11.	mittags:	Zitrone/Honig mit Milch
	abends:	Selleriesalat mit Zitrone, Honig
19.11.	mittags:	Quarkspeise mit Sahne und Honig
	abends:	Rettichsalat mit Sahne
20.11.	mittags:	Weinspeise mit Honig und Sahne
	abends:	Gurkensalat
21.11.	mittags:	Obstsalat mit Sahne, Apfel
	abends:	Mischsalat aus Tomaten/Wurzeln geraspelt, Rettich
22.11.	mittags:	Bananenbrei mit Trauben und Nüssen
	abends:	Rote-Bete-Salat mit Meerrettich
23.11.	mittags:	Quark mit Sahne, Honig, Vanille, Milch
	abends:	Tomatensalat mit Zwiebel und Sahne
24.11.	mittags:	Apfel mit Zitrone, Rosinen, Nüssen, Honig und Sahne
	abends:	Möhrensalat mit Zitrone und Sahne
25.11.	mittags:	Quark mit Sahne, Honig, Nuss
	abends:	Gurkensalat mit Tomate und Apfel
26.11.	mittags:	Orangen-/Grapefruitsaft mit Honig, obenauf Sahne
	abends:	Rote-Bete-Salat mit Meerrettich, Zitrone, Honig
27.11.	mittags:	Ananasscheibe mit Honig und Schlagsahne
	abends:	Rettich mit Sahne, Quark mit Tomaten, Petersilie, Butter
28.11.	mittags:	Apfelschnitzel mit Schlagsahne und Zimt
	abends:	Möhrensalat

Aktuelle Version: Speiseplan vom 29.10. – 04.11.2001

Montag, 29.10.	Rote-Bete-Salat, Ölmarinade
	Pellkartoffeln mit Quark
	Dinkel-Frischkorn: Mango
	Apfel-Nuss-Quark
Dienstag, 30.10.	Blumenkohlsalat, Käsedressing
	Vollkornreis mit Möhren
	Roggen-Frischkorn: Pflaume
	Obstsalat
Mittwoch, 31.10.	Blattsalat mit Champignons, Joghurtdressing
	Gemüsesuppe
	Hafer-Frischkorn: Aprikose
	Heidelbeerquark
Donnerstag, 01.11.	Porree-Apfel-Birnen-Salat, Joghurtdressing
	Pellkartoffeln mit Quark
	Gerste-Frischkorn: Kiwi
	Pflaumenquark
Freitag, 02.11.	Paprika-Apfel-Salat, Ölmarinade
	Hirse mit Mais
	Dinkel-Frischkorn: Birne
	Vanillequark mit Brombeersoße
Samstag, 03.11.	Tomaten-Salat mit Käse, Ölmarinade
	Grünkern mit Lauch
	Gerste-Frischkorn: Melone
	Kokoscreme
Sonntag, 04.11.	Waldorfsalat, Joghurtdressing
	Reis mit Pilzen
	Hafer-Frischkorn: Orange
	Obstsalat

Rohes, voll ausgereiftes Obst und rohe Wurzeln, Samen und Nüsse sowie Gemüse stehen, je nach Jahreszeit, wechselnd den Patienten immer zur Verfügung. Also Äpfel, Birnen, Pflaumen, Kirschen, Pfirsiche, Apfelsinen, Bananen, Stachelbeeren, Johannisbeeren, Himbeeren, Erdbeeren, Waldbeeren, Brombeeren, Haselnüsse, Walnüsse, Mandeln, Paranüsse, Kokosnüsse, Erdnüsse, Sonnenblumenkerne, Tomaten, Gurken, grüne junge Erbsen und die Trockenfrüchte (Korinthen, Rosinen, Feigen, Datteln). Zu den Wurzeln gehören vornehmlich die Möhren (Karotten). Zu den Knollen gehören Kohlrabi, Sellerie, Radieschen und Rettiche.

Diätetische Ratschläge für geheilte Patienten und gesunde Menschen

Dem geheilten Patienten wie dem gesunden Menschen gebe ich unter Berücksichtigung unserer klimatischen und wirtschaftlichen Verhältnisse folgende Ratschläge:
Früchte, Wurzeln, Milch und Milchprodukte sollen immer in rohem Zustande verzehrt werden, sind sie doch von allem Anfang an die Urnahrung des Menschen.
Fleisch ist ebenfalls in rohem Zustand am gesündesten (roher Schinken, Speck, Mettwurst und Gehacktes, alles milde gewürzt, Zwiebel und etwas Salz genügt). Leicht angebratenes Fleisch, Geflügel, Wild und leicht angebratener Fisch sind besser als Gekochtes.

Kommentierung

In der Ernährung des Gesunden und des geheilten Patienten erlaubt Dr. Joseph Evers Fleisch. Seine Empfehlung zu Speck, Mettwurst und Gehacktem ist aufgrund des hohen Anteils an tierischem Fett nicht mehr zeitgemäß. In der Klinik Dr. Evers wird ausschließlich die lacto-vegetabile Diät gegeben. Empfehlungen für Patienten, die zu Hause nicht auf Fleisch verzichten möchten, gehen eher in Richtung magerer Fleischsorten, Wild und Seefisch. Generell sollte auch in der Ernährung des Gesunden Fleisch nicht jeden Tag auf dem Speiseplan stehen. Ich selbst verzichte seit über 16 Jahren darauf und fühle mich dabei pudelwohl. Die Deutsche Gesellschaft für Ernährung empfiehlt zwei magere

Fleischportionen pro Woche und 1 x Fisch. Für MS-Patienten lohnt sich der Fleischverzicht, da die entzündungsfördernde Arachidonsäure ausschließlich in Nahrungsmitteln tierischer Herkunft (wie Fleisch, Wurst, Eigelb) vorkommt. Übermäßiger Fleisch- und Wurstkonsum der Durchschnittsbevölkerung führt zu hoher Aufnahme von Fett, Cholesterin und Purinen, ist somit Ursache vieler „Zivilisationserkrankungen". Fleisch kann auch Rückstände von Tierarzneimitteln enthalten. Die zunehmende Antibiotika-Resistenz wird darauf zurückgeführt. Im Fleisch häufen sich Umweltgifte und Pestizide an, da sie am Ende der Nahrungskette stehen. Die Leiden der „Nutztiere" und ökologische Auswirkungen der Massentierhaltung sollte sich jeder klar machen, der Fleisch isst.

Kartoffeln und Blatt-, Stängel- und Kräutergemüse sollten Sie mäßig genießen. Ein Eintopfgericht ist besser als getrennt Gekochtes, weil alle Mineralsalze darin enthalten bleiben. Die einfachen alten, bodenständigen Gerichte, wie in unserem westfälischen Raum Sauerkraut mit Eisbein (Knöchle), Erbsen-, Bohnen-Gemüse (vorher eingeweicht) mit Speck, Grünkohl mit Mettwurst sollen dem modernen Mittagessen (mit Bouillon, Salzkartoffeln, Gemüse, gekochtem Fleisch und Kompott) vorgezogen werden.

Kommentierung

Dr. Joseph Evers sieht hier das Ideal in der „guten, alten Hausmannskost". Das mag man zunächst schwer begreifen. Ich denke, ihm schwebte das Ideal im kleinbäuerlichen Haushalt vor, wo das eigene, unbehandelte Gemüse frisch aus dem Boden direkt in der Küche verarbeitet wurde, wo es einen großen eigenen Obstbaumbestand und Beerenbüsche gab. Die eigenen Tiere wurden geschlachtet. Sie hatten nur natürliches Futter bekommen, keine Aufzugsmittel und Medikamente, hatten viel Zeit zum Wachsen und standen das halbe Jahr auf der Weide. Die Hausmannskost bestand neben den klassischen Gerichten aus einem hohen Brot- und Kartoffelanteil, vielen Kohlenhydraten, eigenem Obst und Gemüse, und es gab längst nicht alle Tage Fleisch.

Alles nur so lange kochen und braten, wie es gerade notwendig ist. Diese bodenständigen Gerichte sind in den einzelnen Regionen je nach Klima und Bodengüte verschieden; am besten richtet man sich nach den örtlichen Gebräuchen.

Kommentierung

Kurze Garzeiten vermeiden Vitaminverluste. Eine immer noch aktuelle, zeitgemäße Empfehlung.

Die alten Konservierungsmethoden, nämlich die einfache Trocknung (beispielsweise bei Erbsen, Bohnen, Obst usw.), die Räucherung und Einpökelung (bei Schinken und Speck), die Einsäuerung (bei Sauerkraut und Bohnen), sind die besten. Nicht empfehlenswert sind dagegen die heute allgemein übliche Sterilisierung und Konservierung, bei denen alles Leben restlos vernichtet wird.

Als Brot soll man prinzipiell nur Vollkornbrot essen. Dabei ist es nicht wesentlich, ob es aus Roggen, Weizen oder aus einer Mischung von beidem besteht; aber alles vom Korn soll darin enthalten sein. Die alten Zubereitungsformen der Vollkornbrote haben sich als die besten erwiesen. Von den verschiedenen Flocken soll man möglichst grobe bevorzugen. Haferflocken sind besonders wertvoll. Gewürz nur mäßig verwenden; es soll immer der Naturgeschmack des betreffenden Nahrungsmittels vorherrschen und nicht das Gewürz.

Zu vermeiden ist alles, was aus feinem Mehl und Zucker hergestellt wird, weil darin die so wichtigen Mineralsalze, Vitamine usw. fehlen: also Weißbrot, Keks, Zwieback, Mehlpfannenkuchen, Nudeln, Spätzle, Kuchen, Bonbons. Diese Sachen soll man höchstens sonntags bewusst als Leckereien genießen.

Kommentierung

Weißmehlprodukte und Zucker sind leere Kalorienträger. Sie liefern dem Menschen kaum Vitamine und Mineralstoffe, aber viel Energie. Zucker und zuckerreiche Lebensmittel verursachen Karies. Aufgrund ihres nur kurzzeitigen Sättigungseffektes sind sie mitverantwortlich für Übergewicht. Sie verleiten auch gern zum „über den Hunger essen". Beide wirken sich negativ auf die Darmflora aus und fördern dort das Wachstum krank machender Hefepilze. Jahrelanger, übermäßiger Verzehr überfordert die Bauchspeicheldrüse und fördert neben Übergewicht die Entwicklung des Diabetes Typ II, des „Altersdiabetes".

Gegen eine Zigarre oder eine Pfeife abends nach getaner Arbeit ohne Lungenzug ist nichts einzuwenden. Dagegen bedeutet jeder Lungenzug eine schwere Schädigung des Organismus. Eine Tasse Bohnenkaffee möge dem Sonntagnachmittag vorbehalten bleiben. Gegen ein Gläschen Wein, Kornbrand oder Bier ist nichts einzuwenden. Tritt aber bei den Genussmitteln eine Sucht auf, so ist damit sicher eine schwere Schädigung des Organismus verbunden. Wenn der geheilte Patient sich nach diesen Richtlinien verhält, bekommt er bestimmt keinen Rückfall. Und der Gesunde bleibt gesund.

Kommentierung

Dr. Joseph Evers erlaubt in Maßen „Leckereien", ein Gläschen Wein, Kornbrand oder Bier. Eine realistische, zeitgemäße Vorgabe, denn nur „die Menge macht das Gift". Gerade Kinder oder Jugendliche werden in der heutigen Zeit wohl kaum auf Süßigkeiten und „Fast Food" verzichten wollen. Besser ist ein vernünftiger Umgang damit. Ein unverkrampfter Umgang mit „ungesunden Lebensmitteln" lässt den Genuss hin und wieder in Maßen zu, führt aber schon bald wieder zur Frischkost. Erst durch Verbote, auch solche, die man sich selbst auferlegt, wird etwas interessant. Schon in der Bibel wurde der „verbotene Apfel" immer begehrenswerter. Finden Sie für sich einen Weg, den Sie beschreiten können, bei dem es Ihnen gut geht und Sie sich wohl fühlen.

Säuglings- und Kleinkindernährung

Der Säuglingsernährung müssen wir besondere Aufmerksamkeit schenken, denn der Säugling verdoppelt im ersten Halbjahr sein Geburtsgewicht. Die Art der Ernährung wirkt sich auf das ganze spätere Leben aus.

Bedenken Sie bei der Säuglingsernährung, dass das Kind vom Anfang seiner Existenz an, also schon im Mutterleib, auf die richtige Ernährung angewiesen ist. Deshalb hängt die ganze vorgeburtliche Entwicklung des Säuglings von der Ernährung der Mutter ab. Prinzipiell unterscheidet sich die Ernährung der schwangeren Frau nicht von der jeder anderen Frau. Da aber die werdende Mutter außer für ihre eigene Gesundheit eine große Verantwortung für die gute Entwicklung ihres

Kindes trägt, sollte sie ganz besonders darauf achten, dass ihre Ernährung gut ist. Was wir in dem Kapitel „Ratschläge für geheilte Patienten und gesunde Menschen" ausgeführt haben, ist das Minimum, das die Schwangere beobachten sollte.

Ich hatte unter den vielen Tausend Patienten, die eine strenge Kostform durchführten, eine große Zahl von Frauen, die während dieser Kurzeit ein Kind empfingen und zur Welt brachten. Die werdenden Mütter fühlten sich sehr wohl. Die üblichen Schwangerschaftsbeschwerden traten nur in seltenen Fällen oder in milder Form auf. Die Geburten gingen schnell und auffallend wenig schmerzhaft vonstatten. Irgendwelche ärztlichen Eingriffe waren kaum notwendig. Hebammen und Ärzte waren immer wieder erstaunt über das blühende Aussehen und die Lebendigkeit des neuen Erdenbürgers.

Meine Beobachtungen sind vielfach von anderer Seite bei Tierversuchen bestätigt worden. So berichtet z. B. von Haller [15] über zwei Gruppen von trächtigen Tieren. Beide Gruppen wurden in gleicher Weise – nach den üblichen Begriffen ausreichend – ernährt; doch blieb die eine Gruppe im Stall, während die andere Zugang zur Weide hatte. Bei den Würfen der ersten Gruppe gab es Missbildungen, Degenerationserscheinungen und Totgeburten. Bei der zweiten Gruppe waren alle Würfe gesund. Die von den Weidetieren in freier Natur aufgenommenen Mineralien, Spurenelemente, Vitamine, Hormone und Enzyme hatten offensichtlich diese Schäden verhütet. Solche Beobachtungen werden immer wieder von vielen Forschern bestätigt.

Kommentierung

Bei dem hier von Dr. Joseph Evers angeführten Beispiel darf nicht vergessen werden, dass die Weidetiere neben dem guten Futter auch viel Bewegung und frische Luft hatten.

Nun zur eigentlichen Säuglingsernährung. Alle Mütter sollten bedenken, dass von der Ernährung ihres Kindes im Säuglingsalter die Gesundheit des ganzen späteren Lebens abhängt. Was hier versäumt wird, kann nie mehr nachgeholt werden, sei es auf körperlichem, sei es auf geistigem Gebiet. Auch Widdoeson und McCance konnten in ihren Versuchen zeigen, dass die Ernährung nach der Geburt für das ganze spätere Leben entscheidend ist. „Eine anfänglich durch völlig unzulängliche Ernährung (und das ist jede pasteurisierte, abgekochte, jede Konserven-Milch, d.V.) entstandene Differenz der Körpermaße im Vergleich zu Kontrollgruppen wird trotz später vollwertiger Nahrung nie wieder aufgeholt", schreibt Kirchhoff in seinem Buch „Die Akzeleration der Neugeborenen" (Geburtshilfe und Frauenheilkunde, Heft 6, Juni 1967, Stuttgart). Muttermilch ist das Beste. Voraussetzung ist dabei aber, dass sich die Mutter richtig ernährt. Für stillende Mütter gelten die gleichen Ernährungsrichtlinien wie für Schwangere.

Das Kind soll jedes Mal, wenn es sich meldet, angelegt werden, selbstverständlich auch nachts. Das ist besser als alle Vorschriften, die wir gelernt haben. Dadurch fließt auch der mütterliche Milchquell immer reichlicher. Mit der Zeit setzt sich auch hier eine gewisse Regelmäßigkeit durch, die nächtliche Stillung fällt fort. Nur nicht ängstlich sein, dass zu wenig Milch für den Säugling da wäre. Ein altes Volkssprichwort sagt zu Recht: „Wem Gott gibt ein Häschen, dem gibt er auch das Gräschen."

Aber das Stillen hat bei den modernen Industrievölkern gewaltig nachgelassen. „Prof. Eckstein [17] (in der Arbeit Eckardt) berichtete von der großen Stillfähigkeit der Türkinnen. Eigene Beobachtungen zeigten das unvorstellbare Stillvermögen sowjetischer Mütter, deren Quell natürlicher Nahrung unerschöpflich schien. Für sie gab und gibt es keine Stillprobleme. In ihnen steckt die Kraft des Lebens der mit der Natur verwandten Menschen." – Wir brauchen aber gar nicht erst in die Türkei oder nach Russland zu gehen. War es mit unseren eigenen Vorfahren nicht genauso? Man kann sich das heute kaum noch vorstellen. Es war damals fast eine Schande, wenn eine Mutter ihr Kind nicht stillen konnte. Palitzsch [18] stellt fest: „Noch immer ist die Ernährung an der Brust der Mutter ideal, noch immer wird sie von keiner anderen Ernährungsform erreicht oder gar übertroffen. Wenn gestillt wird, gibt es kein Ernährungsproblem ... Aber die Ärzte, die das Stillen propagieren, bleiben eine Untergrundbewegung – die Industrie hat ungleich größere Werbefonds." Hier entscheidet also einwandfrei das Kapital und nicht das ärztliche Gewissen über Wohl und Weh' des Säuglings.

Kommentierung

Die Empfehlung an die Mütter, ihre Säuglinge zu stillen, hat nichts an Aktualität verloren. Muttermilch ist die natürlichste und beste

Ernährung für den Säugling. Sie enthält alle Nährstoffe, die der Säugling braucht, und ist leicht verdaulich. Und sie enthält Abwehrstoffe, die den Säugling schützen. Sie ist praktisch, preiswert und hat immer die richtige Temperatur. Das Stillen fördert die Mutter-Kind-Beziehung.

Ist trotz aller redlichen Mühe ausnahmsweise nicht genügend Muttermilch vorhanden oder ist überhaupt keine Muttermilch da – Letzteres ist aber außergewöhnlich selten, wenn der Stillwille da ist und der Säugling immer wieder angelegt wird –, dann kommt als weitere Säuglingsnahrung nur rohe tierische Milch, bei uns hauptsächlich die Kuhmilch, infrage. Diese Milch frisch von der Kuh wird dem Säugling ohne jede Veränderung gegeben. Irgendwelcher Zusatz (abgesehen von etwas Honig – die Muttermilch schmeckt nämlich etwas süßer als Kuhmilch) ist verboten. Die Milch darf auch nicht verdünnt werden. Die Milch wird nur im Wasserbad erwärmt, das nicht wärmer als 37 Grad ist (man muss also mit dem Finger noch in das Wasser fassen können). Bei Zwiemilchernährung gibt man bei jedem Stillen zunächst die Mutterbrust und anschließend die Flasche. Dadurch werden die Milchdrüsen der Mutterbrust immer wieder angeregt, Milch zu produzieren.

Kommentierung

Kuhmilch wird heute nicht mehr für die Säuglingsernährung empfohlen. Sie eignet sich nicht dazu, da sie anders zusammengesetzt ist als Muttermilch. Kuhmilch enthält mehr Eiweiß und Mineralstoffe, aber weniger Kohlenhydrate und Fett als Muttermilch. Mütter, die nicht stillen können oder wollen, sollten in den ersten 6 Lebensmonaten des Kindes Säuglingsmilch mit der Bezeichnung „Pre" einsetzen.

Wichtig ist der Sauger. Das Loch muss so klein sein, dass aus der mit Milch gefüllten Flasche, wenn man sie senkrecht nach unten hält, je Sekunde 1 Tropfen herausläuft. Dadurch wird der Säugling gezwungen, wie an der Mutterbrust zu saugen. Durch den Saugakt beginnt der Speichel zu fließen. Der Speichel enthält Ptyalin, das die Milch vorverdaut. Jeder Säugling verträgt diese Milch ohne jegliche Beschwerden. Ein normaler Säugling soll alle drei Stunden gestillt werden bzw. die Flasche bekommen – also um 6.00 Uhr, 9.00 Uhr, 12.00 Uhr, 15.00 Uhr, 18.00 Uhr, 21.00 Uhr, 24,oo Uhr, 3.oo Uhr. Die Mahlzeit während der

Nacht kann man mit 3 Monaten langsam wegfallen lassen. Im Anfang ist es sogar gut und praktisch, dem Säugling die Brust bzw. die Flasche immer dann zu geben, wenn er danach verlangt.

Die Menge der Milch bestimmt der Säugling, denn er weiß am besten, wie viel er braucht – der eine mehr, der andere weniger. Man füllt die Flasche ganz mit Milch und sieht dann ja bald, wie viel der Säugling pro Mahlzeit trinkt. Ein Säugling, der 6 Monate oder älter ist, trinkt bis zu 1,5 Liter Milch täglich.

Wenn ein Säugling, der rohe Milch trinkt, Durchfall bekommt, so ist das – ganz im Gegensatz zu dem Säugling, der künstlich ernährt wird – nicht schlimm. Durch den Futterwechsel der Kühe, besonders im Frühjahr, reagieren Säuglinge auf diese Milch gelegentlich mit Durchfall. Die Hauptsache ist, dass das Kind gut aussieht und sich wohl fühlt, dann kann nichts passieren. Der Säugling soll nicht pastös (aufgedunsen) aussehen, sondern soll nach Bessau „straff und kernig, rank und schlank, rosig und lebensfroh" sein.

Bis zum vollendeten 6. Lebensmonat kommt nur Milch ohne jede Beinahrung infrage. Der Umstand, dass der Säugling bis zu dieser Zeit keinen Zahn hat, ist ein sicheres Anzeichen dafür, dass eine andere Nahrung für ihn noch nicht bestimmt ist.

Beikost

Zwischen dem vollendeten 6. Lebensmonat bis zum vollendeten 9. Monat geht man langsam dazu über, Nahrung zuzufüttern, an erster Stelle ganz reife Früchte. Zunächst kann man diese in Form von frisch gepressten Säften geben, dann in geriebener Form. Auspressen und Reiben sollen mit der Hand geschehen, und zwar kurz vor der Mahlzeit, weil sonst durch das Hinzutreten von Luftsauerstoff die Nahrungsmittel nicht vollwertig bleiben. Später werden die Früchte in fester Form gefüttert, je nachdem, wie das Kind es am liebsten mag. Auch Haferflocken, in roher Milch eingeweicht und im Wasserbad auf 37 Grad erwärmt, kann man nun geben. Die Haferflocken müssen ganz grob sein, gelblich aussehen, sich griffig anfühlen und gut schmecken. Alles andere ist verboten.

Kommentierung

In aktuellen Ernährungsfahrplänen für Säuglinge wird ab dem 5., spätestens ab dem 7. Lebensmonat mit einer Beikost begonnen. Zunächst mit Gemüse-Kartoffel-Brei, ab dem 6. Lebensmonat mit Vollmilch-Getreidebrei. Es folgen Getreide-Obst-Breie und ab dem 10. Lebensmonat Brot-Milch-Mahlzeiten.

Nach dem vollendeten 9. Monat können Sie dem Kind auch schon Vollkornbrot anbieten. Sträubt es sich am Anfang gegen diese Nahrungsmittel, so sollte man es damit nicht quälen, aber immer wieder einmal anbieten. Irgendwann wird es davon essen. Zur Beinahrung kann man auch Honig geben. Im Winter kommen auch natürlich getrocknete Früchte infrage. Alles andere sollte vermieden werden; insbesondere Zucker, Salz und andere Gewürze, Weißbrot, Plätzchen, Zwieback, Keks, Kuchen, Bonbons usw.

Strikt verboten sind Milchkonserven, nach denen die Mütter aus Bequemlichkeit so gerne greifen. Man bedenke Folgendes: In 1 cm³ roher Milch (sei es Muttermilch, sei es Kuhmilch) befinden sich etwa 100.000 lebendige Keime der so wichtigen Milchsäurebakterien. Lässt man die rohe Milch in der Wärme (20 bis 30 Grad) stehen, dann geht sie durch die ungeheure Vermehrung der Milchsäurebakterien (auf 100 bis 200 Millionen je cm³) in saure-dicke Milch über. Dadurch werden gleichzeitig die pathogenen (krank machenden) Keime zurückgedrängt, die Milch wird mit Stoffwechselprodukten der Bakterien angereichert und die Vitaminsynthese im Darm begünstigt. Deshalb ist diese seit urdenklichen Zeiten für die menschliche Ernährung verwandte saure-dicke Milch für den Erwachsenen wie für das Kleinkind besonders wertvoll.

Kommentierung

Dr. Joseph Evers beschreibt hier die vielen Vorteile der Sauermilchprodukte, die in den letzten Jahren auch von der Werbeindustrie entdeckt wurden. Zu denken ist hier an prebiotische und probiotische Joghurts. Sauermilchprodukte enthielten schon immer diese wertvollen Bakterienkulturen, die so wichtig für unsere Darmflora sind. Er hat Recht, wenn er beschreibt, dass sie uns bei der Vitaminsynthese im Darm helfen. Sie sanieren durch die Produktion von Milchsäure und antibiotischen Substanzen den Darm und unterstützen das Immunsystem. Zudem unterdrücken sie das Wachstum unerwünschter Erreger im Darm.

Was ist in den Milchkonserven enthalten? Infolge der minutenlangen starken Erhitzung (weit über 100 Grad) unter hohem Druck ist kein Leben mehr vorhanden. Sämtliche Milchsäurebakterien einschließlich ihrer so widerstandsfähigen Sporen sind restlos abgetötet (diese schweren Eingriffe müssen geschehen, weil die Milchkonserven sich sonst nicht halten). Dass dabei die viel empfindlicheren Substanzen wie Hormone, Enzyme, Vitamine usw. restlos vernichtet werden, ist ganz selbstverständlich. Zwar nehmen Säuglinge auch bei dieser Nahrung zu, auch ihr Aussehen ist für den unkundigen Laien nicht schlecht. Ein erfahrener Kinderarzt, Chefarzt einer großen Säuglingsklinik, sagte mir: „Die größte Gefahr der Konservenmilch besteht darin, dass sie uns ein gesundes Gedeihen des Kindes vortäuscht."

Niemals können diese Milchkonserven dem Säugling das Wesentliche mitgeben, nämlich die Gesundheit, die Vitalität, die Widerstandskraft gegen Infektionen, Erkältungskrankheiten und Durchfall. Leben kann nur von Leben gezeugt werden (siehe auch Pasteur). Leben kann nur von Lebendigem weitergegeben werden [19]. Der Kinderarzt Professor Mai schreibt dazu: „Das Schlechteste, was die Brust einer gesunden Mutter zu bieten hat, ist allemal dem Säugling noch nützlicher als das Beste, was das Gehirn des klügsten Mannes hierfür zu ersinnen wusste!"

Ich rate den Müttern, heranwachsenden Kindern möglichst lange die Milch in der Flasche zu geben und nicht aus der Tasse. Auch hier ist der Saugakt noch wichtig und die Kinder trinken die Milch viel lieber. Wenn man den Kindern die Milch in der Tasse reicht, dann dauert es gar nicht lange, und in der Tasse ist Kaffee statt Milch.

Viele meiner 10 Kinder und 24 Enkelkinder tranken bis zum Alter von 10 Jahren die Milch aus der Flasche. Schämen sich die heranwachsenden Kinder deshalb, dann sollen sie die Milch wenigstens durch ein Glasröhrchen oder Strohhalm trinken. Sie schmeckt so tatsächlich besser und ist bekömmlicher.

Bestehen Risiken bei Rohmilchgenuss?

Man hört oft die Meinung, dass man wegen der Infektionsgefahr keine rohe Milch trinken soll. Dazu ist Folgendes zu sagen: Zu den hier infrage kommenden Krankheiten gehören Tuberkulose, Typhus, Bang und Maul- und Klauenseuche. Durch das Tuberkulosetilgungsverfahren ist nun nach Angabe des Bundesernährungsministeriums die Tuberkulose bei den Kühen im Bundesgebiet nahezu restlos ausgerottet. Eine Erkrankung, geschweige denn ein Todesfall an Bang durch Infektion nach Rohmilchgenuss ist nicht ein einziges Mal nachgewiesen worden. Eine Erkrankung an Maul- und Klauenseuche durch Rohmilch gibt es beim Menschen nicht. Im Jahre 1965 gab es bei Säuglingen und Kleinkindern zwei Sterbefälle infolge Typhus, an Bang keinen Fall.

Wenn man all dies erwägt, sieht man die ganze Sinnlosigkeit der Warnungen hinsichtlich der Infektionsgefahr durch Rohmilch. Demgegenüber sterben im Bundesgebiet aber jährlich ca. 475 000 Menschen infolge der Denaturierung unserer Nahrungsmittel, wobei neben dem Weißbrotverzehr die Denaturierung der natürlichen Milch an der Spitze steht. Es gibt kein Nahrungsmittel, welches so viele Ernährungsfehler wieder gutmachen kann wie rohe Milch.

Ein weiterer Einwand ist, die Kuhmilch sei für den Menschen artfremd und müsste deshalb in ihrer Zusammensetzung verändert werden. Viele meiner Versuche und auch die täglichen Beobachtungen auf dem Lande beweisen, dass ganz verschiedene Tierarten sich gegenseitig säugen können. Selbst so wenig verwandte Tierarten wie Katze und Kaninchen (also Raubtier und Beutetier, reiner Fleischfresser und reiner Herbivore) können sich gegenseitig säugen, obwohl ihre Milch total verschieden ist. Warum sollte man einen Säugling also nicht mit Kuhmilch aufziehen können? Das würde einer tausendjährigen Erfahrung widersprechen.

Kommentierung

Vor allem im asiatischen Raum, aber auch in Europa entwickeln Erwachsene eine zunehmende Unverträglichkeit gegen Milchzucker. Es fehlt ihnen das Enzym Laktase, dieses spaltet den Milchzucker im Körper auf. Mit dem Ende des Säuglingsalters wird es bei den Betroffenen aber nur in immer kleiner werdenden Mengen synthetisiert. Milchzuckerunverträglichkeit äußert sich in Blähungen und Durchfall nach Milchverzehr. Sauermilchprodukte werden aber meistens vertragen, da der Milchzucker hier von den Milchsäurebakterien aufgespalten ist.

Kuhmilch wird für die Säuglingsernährung aufgrund ihrer spezifischen Zusammensetzung nicht mehr empfohlen. Säuglinge, die von ihren Müttern nicht gestillt werden können, sollten in den ersten 6 Monaten mit einer speziellen Säuglingsmilch mit der Bezeichnung „Pre" gefüttert werden.

Man stolpert über so kleine Unterschiede in den verschiedenen Milcharten. Man geniert sich aber nicht, in dieses hoch empfindliche Nahrungsmittel schwerste Eingriffe vorzunehmen und die Milch sogar zur leblosen Konserve zu degradieren.

Von großer Bedeutung für das Heranwachsen des Säuglings und Kleinkindes ist die mütterliche Liebe; sie ist unersetzlich. Der bekannte Kinderarzt Prof. Bennolt-Thomsen [20] schreibt mit Recht: „Das 7. Kind einer Waschfrau, das an ihrem schmutzigen Schürzenzipfel hängt, ist besser versorgt und besser aufgehoben als ein Kind, das ohne mütterliche Pflege und Fürsorge im reichsten Hause oder im schönsten Kinderheim aufwächst." Mütter, haltet eure Kinder oft im Arm, schlaft mit ihnen zusammen, stillt sie an eurer Brust. Das Kind hat die mütterliche Wärme, das Gefühl der Geborgenheit im mütterlichen Arm dringend nötig. Glauben wir modernen Industrievölker doch nicht, dass wir in der Kindererziehung auf dem richtigen Wege wären! Die Mütter der sog. primitiven Naturvölker trennen sich in den ersten Jahren überhaupt nicht von ihren Kleinen. Selbst bei der Arbeit tragen sie es im Tuch mit sich herum. Das Kleine fühlt sich geborgen.

Hat das Kind Verdauung gehabt, wäscht man es am besten mit einem dicken Schwamm (Naturschwamm) unter dem Wasserhahn kalt ab. Wenn man außerdem die Kinder in der Wohnung öfter unbekleidet kriechen und bei jedem Wetter (auch bei Regen und Kälte) draußen spielen lässt, kann nichts passieren. Die Kleidung soll möglichst luftig sein. Ich selbst habe 10 eigene Kinder in dieser schlichten, natürlichen Weise großgezogen. Außerdem haben wir gegenwärtig 24 Enkelkinder, und alle sind kerngesund. Ich brauchte in den vergangenen 40 Jahren als Arzt nur einmal bei ihnen einzugreifen.

Denaturierung der Nahrungsmittel

Der schwerste Fehler, den wir modernen Menschen unserer Ernährung zufügen, ist die Denaturierung (Zerstörung, Verfeinerung, Chemisierung usw.) unserer Nahrungsmittel. „In Jahrtausenden haben die Menschen die Nahrungsmittel so verwendet, wie sie die Natur ihnen darbot, und nur wenige und uralte Konservierungsverfahren benutzt. In der modernen Welt, die über eine große Zahl von Stoffen verfügt, die Wachstum fördern, Infekte von Tieren verhütet, Lebensmittel über die natürliche Haltbarkeit hinaus konservieren, werden von Spezialisten seit den letzten 20 Jahren mehr als 2.000 Stoffe und Präparate verwendet, um bestimmte Nahrungsmittel zu verändern." [21] Prof. Schettler [22] schreibt: „Wenn man sich vergegenwärtigen will, welchen Wandel unsere Ernährung und die Nahrungsmittel in den letzten Jahrzehnten durchgemacht haben, so ist ein Besuch in einer Nährmittelfabrik, in einer Großmühle oder Großbäckerei, in einer Margarinefabrik, aber auch in einer Molkerei oder Käserei anzuraten. Und was ein moderner Selbstbedienungsladen an geschönten, gefärbten, gebleichten, veredelten, konservierten und präparierten Nahrungsmitteln in attraktiven bunten Verpackungen anbietet, hätten sich unsere Großeltern nicht träumen lassen."

Folgenschwere Ernährungsfehler

Brot

Der folgenschwerste Fehler für unsere Ernährung ist der Übergang vom Vollkornbrot zum vitaminlosen und geschmacklosen Weißbrot, das nur noch als Träger für einen pikanten Aufschnitt dient. Der Brotkonsum ging ganz allgemein von 300 kg pro Jahr und Kopf zu Anfang des 19. Jahrhunderts auf heute 68 kg zurück.

Wesentlicher ist aber, dass damals 95 % des Getreides in Form von Vollkornprodukten verzehrt wurden, heute aber nur 5 %. Der Verzehr des wertvollen Vollkornbrotes pro Kopf und Jahr fiel von 286 kg auf 3,4 kg, also von 100 % auf 1,2 %. Das ist der wesentliche Punkt.

Kommentierung

Im Getreidewirtschaftsjahr 2000/2001 verzehrte nach Angaben der Getreide-, Markt- und Ernährungsforschung jeder Bundesbürger im Schnitt 84,9 kg Brot, Brötchen und Kleingebäck. Auf den täglichen Verzehr umgerechnet, liegt der Pro-Kopf-Verbrauch bei rund 233 g – also wieder etwas höher als zu den Zeiten Joseph Evers. Ein positiver Trend, da Brot, vor allem Vollkornbrot, optimal zur Deckung des Vitamin- und Mineralstoffbedarfs beiträgt. Sind im Vollkornbrot der Keim und die Randschichten des Getreides enthalten, liefern diese hochwertiges Eiweiß und essenzielle (lebensnotwendige) Fettsäuren. Nicht zu vergessen die sättigenden und verdauungsfördernden Ballaststoffe.

Wie wichtig die Körnerfrüchte für die menschliche Ernährung sind, ersehen wir daraus, dass durch sie $^2/_3$ der gesamten menschlichen Ernährung auf dieser Erde gedeckt werden. „Dabei wurden die früher entstandenen spärlichen Lücken im Nährstoff-, Vitamin- und Mineralstoffbedarf durch die übliche Rohkost leicht geschlossen. Bei der heutigen Ernährungssituation ist das nicht mehr der Fall" [23]. Dazu kommt noch der gewaltige Zusatz von künstlichen Stoffen bei der Brotherstellung. So schreibt Prof. A. Keya, Minnesota (USA): „Der nationale Forschungsrat untersuchte kürzlich einmal die künstlichen Zusätze, die bei der Brotherstellung verwendet werden. Er kam auf über 70 Chemikalien". Da Vollkornbrot immer weniger verlangt wird, lernt auch der Bäcker nicht mehr, ein ordentliches, schmackhaftes Vollkornbrot herzustellen. Die alten bodenständigen Vollkornbrotsorten hatten ein schmackhaftes Aroma, wie man es heute nur noch selten findet. Außerdem ist die Verdienstspanne für den Bäcker beim Vollkornbrot leider entschieden geringer als beim Weißbrot, Brötchen, Kuchen usw. Und so sehen wir uns einem gefährlichen Circulus vitiosus gegenüber, dessen Auflösung gar nicht so einfach ist. Die Gesundheit des Volkes steht und fällt mit der biologischen Wertigkeit seines Brotes. Als Brotbelag gibt es heute statt naturbelassener Nahrungsmittel wie roher Schinken, Speck, Mettwurst, Schmalz und Butter gewöhnlich nur Margarine, Marmelade und alle möglichen gekochten Wurstsorten.

Kommentierung

Speck, Mettwurst und Schmalz sind aus heutiger ernährungsphysiologischer Sicht als Brotaufstrich aufgrund ihres hohen Fettgehaltes nicht zu empfehlen.

In der Klinik Dr. Evers wird eine rein lakto-vegetabile Kost gegeben. Tierische Fette werden weitestgehend eingespart. Sie begünstigen Übergewicht und arteriosklerotische Veränderungen. Sie sind cholesterinreich und enthalten Arachidonsäure, die die Entzündungsprozesse im Körper fördert. Im Überfluss genossen, verstärken tierische Nahrungsfette den Entzündungsprozess bei Multipler Sklerose. Sinnvolle Brotbeläge sind fettarme Käsesorten, naturbelassener Honig, selbst gemachte Fruchtaufstriche und vegetarische Brotaufstriche. In dem Ende 2002 herauskommenden Rezeptbuch zur Evers-Diät werden diese vorgestellt und ausführlich beschrieben

Milch

Ein zweiter, gravierender Fehler ist der Übergang vom Genuss roher Milch zur pasteurisierten, homogenisierten (aus molkereitechnischen Gründen wird die Milch mit ca. 200 Atmosphären Druck durch ganz feine Düsen getrieben, um die Fettkügelchen zu sprengen und so die Aufrahmung der Milch zu verhüten), gekochten, evaporierten, pulverisierten, usuperierten, konservierten, sterilisierten Milch. Die Gefahr der Erkrankung durch Infektion von Rohmilchgenuss wird heute ganz einseitig gesehen und aus wirtschaftlichen Gründen entschieden übertrieben.

Wenn durch das Pasteurisieren der Milch der doch immerhin widerstandsfähige Tbc-Bazillus getötet wird, dann sollte man logischerweise auch annehmen, dass viele wertvolle Bestandteile der Milch, die empfindlicher als der Tbc-Bazillus sind, erst recht zerstört werden. Die Milch ist dazu bestimmt, dem Säugling von der Mutterbrust und dem Kälbchen vom Euter der Kuh roh gegeben zu werden. Nicht einmal mit Luft sollte sie in Berührung kommen. So fällt beispielsweise der Vitamin-C-Gehalt der Milch, die bei Tageslicht in Flaschen steht, innerhalb von 4 Stunden auf 1/4 ihres Wertes ab. Milch ist also ein wirklich hoch empfindliches Nahrungsmittel. Ein führender Veterinärmediziner (Prof. Fromm-Herz †) antwortete vor einigen Jahren auf die Frage „Wie ist es mit der Aufzucht Ihrer Jungtiere mit pasteurisierter Milch?" spontan: „Die pasteurisierte Milch ist für uns ein Kümmerling."

Der Kochprozess ist natürlich noch gefährlicher. „Um 1900 wurden anlässlich der Einführung des Tbc-Tilgungsverfahrens der Kühe nach Ostertag die Bauern aufgefordert, ihr Jungvieh mit abgekochter Kuhmilch aufzuziehen. Das Resultat dieser Anordnung war in der Tat eine Tilgung: Es starben 80% bis 90% der so ernährten Jungkälber! Dieser Teil des Verfahrens nach Ostertag wurde seinerseits ohne behördliche Anordnung rasch von den Bauern wieder aufgegeben" [25].

Ich könnte noch viele Stimmen von führenden Human- und Veterinärmedizinern anführen, die für den Rohmilchgenuss eintreten. Die gegenteiligen Stimmen aber werden sowohl in der wissenschaftlichen als auch in der Laien-Presse täglich publiziert. Die wirklichen Wahrheitssucher arbeiten bescheiden in der Stille und werden nur dann in das Rampenlicht der Öffentlichkeit gezogen, wenn ihre Forschungen ein Geschäft versprechen. „Virchow konnte noch vor etwa 100 Jahren sagen, dass zwei Dinge den Fortschritt der Wissenschaft aufzuhalten pflegen: Autoritäten und Systeme. Zu diesen beiden hemmenden Kräften sind aber nun noch zwei weitere hinzugekommen: Politik und Wirtschaft; und das bedeutet, dass unsere Situation schwieriger und auch gefährlicher geworden ist" [26]. Ein bekannter Pharmakologe schreibt: „Früher bekam ein Gelehrter, der ein krank machendes Bakterium entdeckte, den Nobelpreis. Wer heute einen schädigenden Stoff in unseren Nahrungsmitteln feststellt, muss vor allem mit einem Prozess wegen Geschäftsschädigung rechnen."

Kommentierung

Rohmilch ist ein ideales Nährsubstrat für Mikroorganismen. Allerdings nicht nur für die erwünschten, sondern auch für zahlreiche pathogene Keime. Ungekühlt ist sie nur kurze Zeit haltbar. Die verschiedenen Verfahren, die in der Molkerei angewendet werden – Entrahmung, Homogenisierung und Erhitzung – helfen, Infektionsrisiken auszuschließen, und verlängern die Haltbarkeit. Vorzugsmilch ist weder erhitzt noch molkereitechnisch verarbeitet. Sie ist im Idealfall empfehlenswert für den, der die genannten Veränderungen nicht wünscht. Vorzugsmilch ist im Handel erhältlich. Sie unterliegt besonderen Anforderungen an den Gesundheitszustand der Kühe, die laufenden Hygieneüberprüfungen und die Beschaffenheit der Milch. Da es seit dem 1. Januar 1998 verboten ist, in Einrichtungen der Gemeinschaftsverpflegung Vorzugsmilch in roher Form abzugeben, setzen wir in unserer Klinik pasteurisierte Milch ein. Sie wird durch ein geschmacks- und nährstoffschonendes Kurzzeiterhitzungsverfahren gewonnen und bietet ausreichenden Schutz vor krankheitserregenden Mikroorganismen.

Mit natürlicher Kuhmilch könnte man im Gegensatz zur Vollkornbrotfrage mit Leichtigkeit viel Gutes für die Volksgesundheit erreichen. Denn jeder Mensch nimmt rohe Milch und ihre Produkte lieber zu sich als pasteurisierte oder gekochte Milch und deren Produkte, besonders, wenn er über die großen Vorteile des Genusses von Rohmilch aufgeklärt wird. Wir müssen auch bedenken, dass die Milch biologisch ein außergewöhnlich wertvolles Nahrungsmittel ist, dass sie sogar das einzige Nahrungsmittel ist, von dem der Mensch eine Zeit lang –nämlich im ersten Halbjahr seines Lebens – allein leben kann und dabei sogar sein Geburtsgewicht verdoppelt. Die Milch muss also alles enthalten, was zu seinem Aufbau – zumindest während dieser Zeit – notwendig ist (s. Säuglingsernährung). Deswegen ist die Milch das Nahrungsmittel, mit dem man Fehler in der übrigen Ernährung am besten wieder korrigieren kann, natürlich nur in rohem Zustand. Infolge ihres hohen Lecithingehaltes, der 10-mal so hoch ist wie der an Cholesterin, ist die rohe Milch das beste Mittel gegen Arteriosklerose, ganz abgesehen von vielen anderen antisklerotischen Eigenschaften.

Kommentierung

Dieser Auffassung Dr. Joseph Evers kann man so nicht zustimmen. Aufgrund des doch recht hohen Cholesterin- und Fettgehaltes wird Personen mit Fettstoffwechselstörungen fettreduzierte Milch mit 1,5% Fettgehalt empfohlen.

Der Reichtum der Rohmilch an Methionin verhindert Leberverfettung. Das Milcheiweiß verfällt im Darm nicht der Fäulnis. Die verschiedenen wertvollen Mineralsalze sind gut für die Knochen- und Zahnbildung. An fettlöslichen Vitaminen enthält sie A, D, E und K, außerdem die Vitamine C, B_1, B_2, B_6 und B_{12}. Welches Nahrungsmittel kann sich einer solchen Menge wertvollster Eigenschaften rühmen! Milch und Milchprodukte, wie Quark, Sahne und Butter, stehen bei weitem an der Spitze unserer Nahrungsmittel. Es sollte deshalb jeder Mensch, besonders auch der ältere Mensch, täglich wenigstens $\frac{1}{2}$ Liter rohe Milch trinken, besser wäre sogar 1 Liter.

Kommentierung

Aktuelle Empfehlungen zum Verzehr von Milch und Milchprodukten liegen bei ca. 500 g aus dieser Lebensmittelgruppe. Darunter fällt die Milch, aber auch alle Milchprodukte wie Buttermilch, Dickmilch, Kefir, alle Käsesorten oder Joghurt. Die von Dr. Joseph Evers recht hoch angesetzte Empfehlung muss wieder vor dem Hintergrund der damaligen Zeit gesehen werden, in der häufig noch schwer körperlich gearbeitet wurde.

„Neben dem Vollkornbrot ist die Milch mit guter Qualität ein weiterer wichtiger Grundpfeiler einer gesunden Volksernährung. Die Milch zeichnet sich durch einen fast vollkommenen Gehalt an allen lebenswichtigen Stoffen besonders aus. Diese kommen aber nur bei frischer, roher, gesunder, unbehandelter Milch zur vollen Geltung. Der Erhitzungsprozess stellt den größten Eingriff dar" [14].
Mit vollem Recht und bewundernswürdigem Mut schreibt Regierungsdirektor Dr. Brüggemann [27] vom Bundes-Innenministerium: „Keine chemische Formel erschöpft die komplexe Einheit der Milch mit ihren rund 50 verschiedenen chemischen Substanzen, und kein zerstörtes Vitamin der Milch kann durch Vitamine anderer Nahrungsmittel oder gar durch solche synthetischer Natur gleichwertig gesetzt werden. Eines dem Anderen gleichzusetzen, ist doch nur einem ganz abstrakten und mechanisierten Denkvermögen gegeben… jede Bearbeitung der Milch, auch die schonendste Erhitzung, ist eine Denaturierung."
Aus all diesen Gründen ist es ein bitteres Unrecht, den Menschen die rohe, in nichts veränderte Milch des Bauern vorzuenthalten. (Der Hinweis auf die wenigen Vorzugsmilchbetriebe ist nicht stichhaltig, ganz abgesehen von dem hohen Preis dieser Milch.) Der Staat ist moralisch verpflichtet, dem Volk sowohl rohe als auch pasteurisierte Milch anzubieten, wie es in der Schweiz ganz selbstverständlich ist. Die Verantwortung in Bezug auf die Infektionsgefahr, die praktisch gleich Null ist (siehe die obigen stichhaltigen Ausführungen), trägt der Käufer und nicht der Staat. Es scheint mir aber, dass es kapitalistische, egoistische

Interessen gegen den Verkauf von roher Milch gibt. Wesentlich ist aber bei allem, dass durch den täglichen Genuss roher Milch die Gesundheit des Volkes ungeheuer gehoben wird.

Kommentierung

Schwangeren, Säuglingen, Kranken und Personen mit geschwächten Immunsystem wird der Genuss unerhitzter Rohmilch nicht empfohlen. In der 90er Jahren kam es zu einigen schweren EHEC-Infektionen durch Rohmilchgenuss. Bei Kindern und immungeschwächten Personen trat Nierenversagen auf, das zu dauerhaften Schäden, sogar bis zum Tod führen kann. Der Erreger dieser Krankheit gehört zu den Coli-Bakterien, sein vollständiger Name lautet: Enterohämorhagisches Escherichia-coli-Bakterium.

Der Erreger ist ein Darmbakterium die Infektionsquelle war Rohmilch, die früher häufig in Kindergärten gegeben wurde. Durch ausreichendes Erhitzen wird der Erreger unschädlich.

Fett

Abzulehnen ist der Verzehr von Margarine anstatt von natürlichen, rohen Milchprodukten (Butter, Sahne, Quarkkäse), die durch den einfachen, natürlichen Abscheidungs- bzw. Säuerungsprozess entstehen.

Kommentierung

Gemäß der Vollwerternährung empfiehlt Dr. Joseph Evers den Verzehr von Butter anstelle von Margarine. Butter ist ein sehr natürliches, bekömmliches Lebensmittel. Butter enthält zwar Cholesterin, hat aber bei Personen mit normal funktionierender Blutcholesterinregulation und niedrigem Gesamtverzehr keine nachteilige Wirkung.

Margarine ist ein sehr stark verarbeitetes Lebensmittel. Aus den guten, wertvollen flüssigen Pflanzenölen wird unter aufwendigen chemischen, thermischen und physikalischen Prozessen ein künstliches Produkt gewonnen.

Ob die Margarine aus tierischen oder pflanzlichen Rohprodukten hergestellt wird, spielt gesundheitlich keine Rolle. Denn sämtliche Ausgangsprodukte der verschiedenen Margarinesorten in ihrem ursprünglichen Verband sind gut und für die Menschheit wertvolle Nahrungsmittel (vorausgesetzt natürlich, dass die Margarine nicht aus Kohle hergestellt ist, was seit 1938 möglich ist). Leider müssen diese wertvollen Ausgangsprodukte, bevor aus ihnen Margarine entstehen kann, viele Denaturierungsprozesse über sich ergehen lassen. Ich will mit diesen Ausführungen der Margarine-Industrie keinen Vorwurf machen. Sie macht in ihrer Situation das Beste und führt bei der Margarineherstellung nicht mehr Denaturierungsprozesse aus, als unbedingt notwendig sind, um aus den Naturprodukten eine streichfähige und haltbare Margarine herzustellen. „Die industrielle Margarineherstellung ist äußerst kompliziert. Im Mittelpunkt stehen Verfahren der Raffination (Entschleimung, Entsäuerung, Bleichung, Desodorierung) und Härtung." (Die Härtung geschieht bei den meisten Margarinen. d. V.)" [30]. „Die Härtung der Fette vernichtet auf alle Fälle die noch ungesättigten Fettsäuren und deren Glycerine, wie das bei der Margarinebereitung der Fall ist ... Die Betrachtung des Wirkungsmechanismus der Fette zeigt, dass es nicht unbedenklich ist, die chemischen Wirkstoffe aus ihrer natürlichen Umgebung herauszureißen, sie zu raffinieren, zu veredeln" [31].

„Schon das wirtschaftliche Moment spricht dafür, Öl oder Fett keiner nicht unbedingt erforderlichen Behandlung zu unterziehen ... Die Abhängigkeit vom Import bedingt, dass die Qualitäten der zur Anlieferung kommenden Rohmaterialien wechseln. Auch die im eigenen Land erzeugten Ölsaaten, vorwiegend Raps, sind in ihrer Güte von den Witterungsverhältnissen stark beeinflusst. Trotz dieser Ausgangslage soll die Fett verarbeitende Industrie Nahrungsfette von stets gleich bleibender Güte auf den Markt bringen. Es ist leicht einzusehen, dass diese Forderung nur durch den Prozess einer technologischen Behandlung erfüllt werden kann ... Die vitaminierten Fettmischungen sind aber noch keine Margarine. Vielmehr wird unter Zusatz von Emulgatoren, wie Partialglyceriden und Lecithin oder Eigelb, das geschmolzene Fett mit einer wässerigen Phase emulgiert, um ein der Butter ähnliches Produkt zu erhalten" [32].

Der Hinweis, dass Milch, Butter und Ei infolge ihres Cholesteringehaltes und ihre gesättigten Fettsäuren der Arteriosklerose Vorschub leisten, ist typisch für unsere heutige analysierende Forschung auf dem Ernährungsgebiet. In Wirklichkeit ist es so, dass die Milch – aus der die Butter durch den einfachen, natürlichen Abscheidungsprozess gewonnen wird – und das Ei für den Säugling bzw. das Küken bestimmt sind, also für Lebewesen, die wahrhaftig nicht zur Arteriosklerose tendieren. Unsere Nahrungsmittel müssen Cholesterin, gesättigte und ungesättigte Fettsäuren enthalten, sonst müssten wir zugrunde gehen. Es kommt nur darauf an, dass die Nahrungsmittel in ihrem natürlichen Verband bleiben und weder gekocht, noch raffiniert werden. Dann sind sie alle von großem gesundheitlichen Wert. Zusammenfassend lässt sich sagen: Milch, Butter sowie Eier gehören zu unseren wertvollsten Nahrungsmitteln.

Kommentierung

Milch, Butter und Ei gehören in Maßen zu unseren wertvollsten Nahrungsmitteln.

Obst

Zwei Drittel unserer Obsternte, die früher fast nur roh verzehrt wurde, werden heute zur Konservennahrung verarbeitet. Nach einer Veröffentlichung des Statistischen Bundesamtes werden insgesamt zwei Drittel aller in der Bundesrepublik verbrauchten Nahrungsmittel von der Ernährungsindustrie verarbeitet.

Südfrüchte

Erfreulich dagegen ist der zunehmende Verzehr roher Südfrüchte. Man sollte dabei aber bedenken, dass Äpfel, Birnen, Pflaumen und Nüsse, die bei uns reif geworden sind, biologisch wertvoller sind als die gleichen Früchte aus Florida, Kalifornien oder anderen Ländern. Dagegen sind die echten Südfrüchte, wie Apfelsinen, Ananas, Kokosnüsse und Paranüsse, die in ihrem Heimatland ausgereift sind, aber auch die sonnengetrockneten Feigen, Datteln, Korinthen und Rosinen für uns als Nahrungsergänzung besonders in obstarmen Monaten willkommen. Leider sind viele in riesigen Monokulturen gezüchtet und deshalb biologisch nicht so wertvoll und auch anfällig gegen Parasitenbefall. Sie müssen daher tüchtig gespritzt und für den Transport mit Chemikalien behandelt werden. Auch werden viele Früchte aus dem Ausland unreif gepflückt, versandt und bei uns künstlich zum Reifen gebracht.

Kommentierung

Gemäß der Vollwerternährung empfehlen wir den Verzehr regionaler Lebensmittel und Obst und Gemüse der Saison. Da im Winter das Angebot heimischer Obst- und Gemüsesorten sehr gering ist, ist der Einsatz von Südfrüchten sinnvoll. Die Klinik Dr. Evers bezieht den Großteil der Obst- und Gemüseprodukte aus kontrolliertem biologischen Anbau. Durch eine bewusste Ernährung kann jeder zur Schonung der Umwelt beitragen. Gezielte Auswahl umweltfreundlich erzeugter, wenig verarbeiteter Lebensmittel schont die Ressourcen. Kriterien des ökologischen Landbaus: Verzicht auf chemisch-synthetische Pflanzenschutz- und Düngemittel, vielfältige Fruchtfolge und artgerechte Tierhaltung.

Zucker

Anstatt wie früher mit Honig und getrocknetem reifen Obst zu süßen, wird heute fast nur weißer, absolut vitaminloser Zucker verwendet. Vom Traubenzucker schreibt Kleine [33]: „Dieser aus Maisstärke oder auch aus Holz chemisch gewonnene süße Stoff heißt lediglich deshalb „Traubenzucker", weil er die gleiche chemische Formel wie der natürliche Traubenzucker besitzt, der sich in Obst, vergesellschaftet mit Fruchtzucker, findet. In Wirklichkeit ist er jedoch ein entmineralisiertes Kunstprodukt, genau wie der weiße Kunstzucker."

Die gesundheitliche Gefahr des weißen Zuckers liegt vor allem darin, dass er andere schlechte, an sich nicht genussfähige Nahrungsmittel durch seine Süße für unsere Zunge angenehm macht, wie etwa Kuchen, Konfitüre, Schokolade, Getränke usw. Unseren täglichen Haushalt können wir uns ohne Zucker gar nicht mehr vorstellen. Hier liegt die viel größere Gefahr der Wirkung des Zuckers als im direkten Verzehr.

Kommentierung

Eine sehr wichtige Erkenntnis von Dr. Joseph Evers. „Versteckt" verzehrter Zucker macht den Großteil unserer Zufuhr aus. 1 Glas Limonade enthält 8 Stück Würfelzucker, 1 Kinderjoghurt bis zu 7 Stücke Würfelzucker und eine Tüte Gummibärchen 63 Stücke Würfelzucker. Pur würden wir so große Zuckermengen niemals verzehren. Versteckt in Süßigkeiten und süßen Getränke kommt man allerdings sehr leicht auf diese enorme Menge. Hohe Zuckerzufuhr führt bei mangelnder Mundhygiene zu Karies. Die Bauchspeicheldrüse läuft auf Hochtouren, um den hohen Blutzuckerwert im Blut durch Insulinausschüttung abzusenken. Zuckerreiche Ernährung über Jahre hinweg fördert Diabetes Typ 2 und Übergewicht. Zucker ist ein Vitaminräuber im Körper, da bei der Zuckerverbrennung Vitamin B_1 verbraucht wird, Zucker als „leere Kalorie" aber keine Vitamine oder Mineralstoffe liefert. Eine schlechte, krank machende Darmflora hat oft ihre Ursache in einer zuckerreichen, ballaststoffarmen Ernährung.

Fleisch

Das Fleisch, das früher als Schinken, Speck, Mettwurst und Gehacktes vielfach roh gegessen wurde, wandert heute größtenteils in die Konservendosen, in hundert verschiedene Wurstsorten oder wird gekocht und gebraten. Verhältnismäßig wenig Fleisch wird heute noch roh verzehrt. Überhaupt nimmt der Verbrauch an Konservennahrung mit Riesenschritten zu.

Kommentierung

Insgesamt sollte der Fleisch- und Wurstverzehr radikal reduziert werden, gemäß der Vollwerternährung heißt das:

Fleisch/Wurst   maximal 1–2 x pro Woche 150 g
Seefisch   mindestens 1 x 200–250 g pro Woche
Eier   höchstens 1–2 Eier pro Woche

In der strengen Form der Evers-Diät wie auch in der Klinik gibt es gar keine Fleisch- und Wurstprodukte. Der Verzicht auf Fleisch und Wurst hat keine Nachteile, bietet aber viele Vorteile. Hochwertiges Eiweiß kann ausreichend über Milch und Milchprodukte zugeführt werden. Vegetarier sind selten übergewichtig, haben bessere Blutdruckwerte und nehmen weniger Cholesterin auf. Ihr Risiko, Herz-Kreislauf-Erkrankungen zu bekommen, ist geringer. Den Eisenbedarf decken Vegetarier durch Vollkornprodukte und grüne Gemüsesorten.

Konservierungsmethoden

Die alten Konservierungsmethoden, nämlich die einfache Trocknung (wie bei Erbsen, Bohnen, Obst usw.), die Räucherung (wie bei Schinken und Speck), die Einsäuerung (wie bei Sauerkraut), waren besser als unsere heutige, fast allgemein übliche Sterilisation; bei Ersterem wird das Leben in den Nahrungsmitteln erhalten, beim Sterilisieren dagegen wird alles Leben vernichtet. Ebenso ist in der stark propagierten Tiefkühlkost praktisch alles Leben, abgesehen von Bakterien und Spermien, erloschen. Noch gefährlicher wird die Situation, wenn die vorgesehene Lebensmittelkonservierung durch radioaktive Bestrahlung und ähnliche schwere Eingriffe chemischer und physikalischer Art Wirklichkeit wird.

Kommentierung

Tiefkühlkost ist eine Alternative zu frischen Produkten, wenn es schnell gehen muss. Gelegentlicher Einsatz von Tiefkühlprodukten ist im Rahmen einer ausgewogenen, vollwertigen Ernährung möglich. Bei tiefgekühltem Obst treten während einer zwölfmonatigen Gefrierlagerung kaum Vitaminverluste auf. Mit tiefgekühltem Gemüse kann auch die berufstätige Frau schnell leckere Gerichte garen, da das Putzen und Vorbereiten des Gemüses wegfällt. Nicht vergessen werden darf allerdings der Energieaufwand dieser Produkte bei der Herstellung, Aufrechterhaltung der Tiefkühlkette beim Transport und der weiteren Lagerung im Einzelhandel und Haushalt.

Genussmittel-Missbrauch

Gleichzeitig mit der Denaturierung unserer Nahrungsmittel – jedoch teilweise auch als Folge davon – nimmt der Verbrauch an Genussmitteln zu. An erster Stelle steht der Zigarettenkonsum, bei dem 95 % des inhalierten Nikotins und der Teerprodukte sofort in den Blutkreislauf überführt werden. Der Zigarettenverbrauch stieg in Deutschland seit 1900 von praktisch 0 bis 1957 auf 1.016 Stück je Kopf und Jahr. 1958 waren es bereits 1.135 Stück; von 1951 bis 1958 hat sich der Zigarettenverbrauch bei uns verdoppelt. In Belgien stieg er auf 1.100, in Frankreich auf 1.350, in Großbritannien auf 2.000, in USA auf 2.800 Stück! Wohin soll das führen? Die Auswirkungen auf den Kreislauf und die Folgen (Lungenkrebs) sind katastrophal. Man lese nur den sachlichen und aufrüttelnden Bericht der „Royal College of Physicians", London [34], auf den die englische Regierung in vorbildlicher Weise reagiert hat, indem sie einen nicht zu überhörenden Warnruf an das ganze britische Volk, insbesondere an die Jugend, richtete. Ebenso sind die Regierungen unserer anderen Nachbarländer wie Dänemark, Schweden, Italien und auch die USA ernsthaft gegen das Zigarettenrauchen, speziell gegen die Zigarettenreklame, vorgegangen. Was machen wir in der Bundesrepublik gegen diese zunehmende Suchtgefahr? Wenig! Im Gegenteil, es erschien bei uns sogar eine Arbeit von Professoren, in der behauptet wurde, dass der Lungenkrebs hauptsächlich mit der verpesteten Luft und weniger mit dem Zigarettenrauchen zusammenhängt. Demgegenüber schreibt Prof. Wynder [35]: „Die Luftverunreinigung durch Benzpyren in verqualmten Räumen und auch auf verkehrsreichen Straßen ist so gering, dass die Entstehung von Lungen-Carcinomen dadurch nicht gefördert werden kann." Es sollte jede Zigarettenreklame verboten werden, denn sie verstößt gegen die im Grundgesetz verankerte Unverletzlichkeit der Person. Hat nämlich der junge Mensch erst einmal mit Zigarettenrauchen begonnen, so tritt bald die

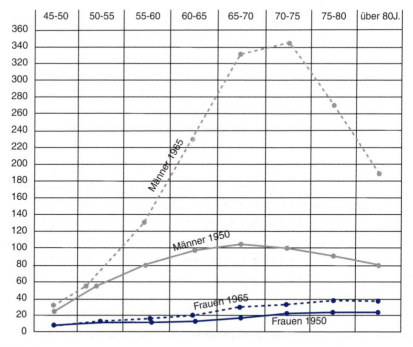

Tabelle 1
Sterbefälle an Lungenkrebs im Bundesgebiet nach Altersgruppen, 1950 und 1965, auf 100000 Männer und Frauen.

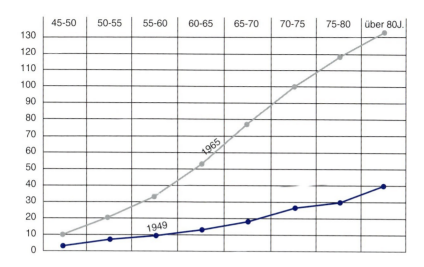

Tabelle 2
Sterbefälle an Herzinfarkt im Bundesgebiet, 1949 und 1965, nach Altersgruppen auf 10000 Männer.

Sucht auf, und dann gibt es kaum noch ein Zurück. In der Tabelle 1 sind alle statistischen Fehlermöglichkeiten, insbesondere das Moment der Überalterung durch die Einteilung in Altersgruppen ausgeschaltet.

Wir sehen vom 55. Lebensjahr an in jeder Altersgruppe in dem kurzen Zeitraum von nur 10 Jahren einen Anstieg der Lungenkrebssterblichkeit bei Männern – im Gegensatz zu Frauen, die entschieden weniger rauchen – durchschnittlich um das Doppelte. Beim Herzinfarkt (Tab. 2), der zum großen Teil ebenfalls auf das Inhalieren des Zigarettenrauches zurückzuführen ist, beträgt der Anstieg bei den Männern über 45 Jahren durchschnittlich das 3,4-fache, bei den 20- bis 45-jährigen sogar das 4,4-fache. Inzwischen ist von den im Jahre 1912 in der gesamten Weltliteratur verzeichneten 374 Todesfällen infolge Lungenkrebs bis heute die Zahl in die Hunderttausende gestiegen. Vielleicht ist die Millionengrenze bereits überschritten. Dabei bin ich der festen Überzeugung, dass der schädigende Einfluss des Zigarettenrauches auf das Kreislaufsystem sich noch entschieden schlimmer auswirkt als auf die Lunge (siehe Tab. 1).

Gegen eine Pfeife und Zigarre ohne Lungenzug ist dagegen kaum etwas einzuwenden. „Pfeifen- und Zigarrenraucher sind, selbst wenn sie erhebliche Quantitäten Tabak verbrauchen, nicht von den ominösen Folgen eines exzessiven Zigarettenkonsums betroffen" [36]. Das gemütliche Pfeife- und Zigarrenrauchen ohne Lungenzug geht leider (möchte ich fast sagen) von Jahr zu Jahr zurück, um dem Inhalieren des Zigarettenrauchs Platz zu machen. Zigaretten liegen mit 85% an der Spitze des Gesamtumsatzes im Tabak-Großhandel. „Wir leben in einer Zeit, die ganz beherrscht wird von den Sachverständigen. Die Verständigen scheinen immer seltener zu werden. Besonders schlimm sind die Sachverständigen im ärztlichen Bereich. Die Verständigen werden sich bald in die Stille zurückziehen müssen, ihr Glas Wein und ihre Zigarre genießen und sich in der stillen Klause darüber freuen, dass der liebe Gott den Weinstock und das Tabakblatt hat wachsen lassen. Sie werden aus diesem Wissen heraus die Frage auch mit ihren Patienten erörtern und sie dann verständig und verständnisvoll entscheiden!" So schreibt ganz mit Recht Prof. Jokes [37].

Unsere Vorfahren haben auch geraucht, aber sie rauchten nur die Pfeife und Zigarre ohne jeden Lungenzug. Und keiner von ihnen hat – im Gegensatz zu heute – einen Lungenkrebs infolge dieses Rauchens bekommen (siehe oben die geringe Zahl der Lungenkrebserkrankungen auf der ganzen Welt vor dem 1. Weltkrieg: nur 374).

Auch der übermäßige Kaffeeverzehr gehört hierher. Wenngleich gegen ein einzelnes Tässchen Kaffee nichts einzuwenden ist, so wird doch auch der Kaffeegenuss sehr leicht zur Sucht. Der Verbrauch an Bohnenkaffee ist ebenfalls ständig im Steigen begriffen. Allein in dem Zeitraum von 1954 bis 1957 stieg er von 15,0 Liter auf 77,6 Liter je Kopf (30 g Bohnenkaffee auf 1 Liter).

Was den schwarzen Tee betrifft, so ist er trotz seines Coffein- und Theobromin-Gehaltes nicht so schädlich wie Kaffee. Er wird aber oft in großen Mengen getrunken und wirkt sich alsdann doch negativ auf die Gesundheit aus.

Dagegen sind die gesundheitlichen Schäden des Alkoholgenusses nicht so groß, wie manche wahrhaben wollen (ich sehe hier natürlich von den furchtbaren Folgen des übermäßigen Alkoholgenusses für die Verkehrssicherheit ab). Welche gesundheitlichen Schäden sollten beispielsweise beim Genuss naturreinen Weines entstehen? Man kann auch übertreiben. Im Gegensatz zu den anderen Genussmitteln, die alle eine steigende Tendenz haben, fiel der Verbrauch an reinem Alkohol je Kopf von 7,5 Liter im Jahre 1913 auf 6 Liter bis heute. In einer Statistik [38] lese ich: „Besonders fällt mir auf, dass man 1913 erheblich mehr Bier und Branntwein trank als 1958, während die „Nervenmittel" Tabak, vor allem in Form von Zigaretten, und Kaffee damals noch weniger verbreitet waren." Auch haben wir heute nicht mehr so viele süchtige Trinker wie vor dem 1. Weltkrieg. Süchtige Zigarettenraucher und süchtige Kaffeetrinker gibt es heute unzählige, aber süchtige Trinker trifft man nur noch wenige, vielleicht auf 1.000 Menschen einen. Man kann allgemein sagen, je stärker die Sucht auftritt, umso gesundheitsschädlicher ist das Genussmittel. Wenn Alkohol getrunken wird, dann ist es mehr das Bedürfnis nach Geselligkeit als die Sucht nach einem Genussmittel. Ich schätze den direkten gesundheitlichen Schaden durch Kaffeegenuss und erst recht durch Zigarettenrauchen weit höher als den Schaden durch Alkoholgenuss. Hiermit will ich natürlich nicht dem unmäßigen Alkoholgenuss das Wort reden.

Kommentierung

85 % aller Lungenkrebsfälle sind durch das Rauchen verursacht. Rauchen verursacht auch andere schwer wiegende Atemwegserkrankungen aufgrund des Teergehalts der Zigaretten. Durch das Rauchen entstehen Durchblutungsstörungen. Das so genannte „Raucherbein", Arteriosklerose und Gefäßverschlüsse werden durch das Rauchen mitverursacht. Mit jeder Zigarette werden freie Radikale im Körper freigesetzt, die aggressiv auf die Zellen einwirken. Ich denke, dass man dennoch den Schaden des einen Genussmittels nicht mit dem eines anderen verharmlosen sollte.

Die vielfältigen negativen Auswirkungen des Alkohols dürfen nicht in Vergessenheit geraten. Dr. Joseph Evers denkt bei seinem Vergleich hier an einen Alkoholgenuss, der im gesundheitlichen Rahmen bleibt. „Mäßig genossen ist der Wein eine Arznei, die das Alter verjüngt; den Kranken gesund und den Armen reich macht" (Plato 427–347 v. Chr.). Dr. Joseph Evers propagiert an vielen Stellen in seinem Buch moderaten Weingenuss. In Maßen genossen ist Wein, vor allem Rotwein, gesundheitsförderlich. Wein enthält Mineralien wie Kalium, Magnesium und Eisen, Vitamine der B-Gruppe und Vitamin C sowie aus der Gruppe der sekundären Pflanzstoffe Flavonoide. Diese schützen vor freien Radikalen und somit vor Krebs, Herzkranzgefäßerkrankungen und Alterungsprozessen. Resveratrol, ein weiterer Stoff im Rotwein, bremst die Verklumpung der Blutplättchen, reduziert das schädliche LDL-Cholesterin und erhöht das gute HDL-Cholesterin. Allerdings ist Alkohol ein Genussmittel, das sehr leicht süchtig macht. Viele Menschen trinken weit mehr, als ihnen gut tut. Insbesondere die Kombination Rauchen plus Alkohol ist sehr krebsfördernd. Alkohol als Lösungs- und Transportmittel im Körper verteilt Krebs auslösende Stoffe aus Zigarettenrauch und erhöht das Risiko für Tumoren der Mundhöhle, des Rachens und der Speiseröhre. Alkohol ist ein Zellgift, und chronischer Alkoholismus schädigt Leber, Bauchspeicheldrüse sowie Nerven- und Immunsystem.

Die richtige Düngung

Abgesehen von der Denaturierung werden unsere Nahrungsmittel heute schon in ihrem Entstehen schwer geschädigt. Seit 1900 ist die Naturdüngung mit organischen Substanzen von Jahr zu Jahr zunehmend zur chemischen Kunstdüngung übergegangen. Die Naturdüngung bestand aus den Abfällen des Haushaltes und des Feldes, außerdem aus den Fäkalien von Mensch und Tier. Teilweise wurden diese Produkte direkt dem Lande zurückgegeben, teilweise liefen sie über den Kompost (natürlicher Mischdünger aus Erde und verweslichen Stoffen); Letzteres ist das Ideal. Was dem Boden entzogen wurde, gab man ihm auch wieder zurück – ein absolut geschlossener Kreislauf im Naturgeschehen. In den letzten hundert Jahren gingen wir von der patriarchalischen Bauernwirtschaft über zur Nationalwirtschaft. Augenblicklich sind wir im Begriff, von der Nationalwirtschaft zur Europäischen Wirtschaft überzugehen. Und am Ende steht die Weltwirtschaft. Dann wird auf den Böden der Erde, die am besten für Weizen geeignet sind, nur Weizen angebaut; auf den Böden, die für Ananas besonders geeignet sind, nur Ananas, und auf dem besten Weideland wird nur Viehwirtschaft betrieben. So kennen wir es heute schon aus den USA, wo wir größte Monokulturgebiete sehen. Die große Gefahr und die nachteiligen biologischen Folgen der Monokulturen bestehen darin, dass Erzeugung und Verbrauch immer mehr auseinander gerissen werden. Daraus folgt wiederum, dass wir dem Boden den so dringend notwendigen Naturdünger immer weniger zurückgeben können.

An die Stelle des Naturdüngers ist der Kunstdünger getreten, hauptsächlich in Form von Stickstoff, Phosphor und Kali (NPK). Sicherlich sind diese drei Stoffe notwendig für unsere Böden, aber wir geben sie nicht in naturverbundener, sondern in chemisch bearbeiteter Form. Anstatt dem Boden mit Hülsenfrüchten Stickstoff zuzuführen, geben wir den sehr giftigen Kalkstickstoff; anstelle der in den Kalisalzlagerstätten natürlich vorkommenden Rohsalze geben wir chemisch aufbereitetes Kali; anstatt Phosphor in Form von Guano zu geben (Ablagerungen von Vogelkot und Tierleichen durch Jahrtausende hindurch), der außer seinem Reichtum an Phosphor-Säure (30%) Kalk, Kali und Stickstoff (15%) enthält, also ein universales, naturhaftes Düngemittel darstellt und als solches schon vor Jahrhunderten verwendet wurde, verwenden wir die „Thomasschlacke", ein Abfallprodukt der Eisenverhüttung. Anstelle des Kalkes in Form von einfach gemahlenem Kalkstein gibt man ihn in gebrannter bzw. gelöschter Form. In den beiden letzten Formen wirkt er aber als Gift, sodass man ihn gut als Desinfektionsmittel gebrauchen kann. Wir behandeln unseren Mutterboden wie eine chemische Retorte. Wir denken aber nicht daran, dass eine Hand voll Muttererde 1 Billion Lebewesen enthält, die nicht einfach mit den blanken Mineralien (Stickstoff, Phosphor und Kali) zufrieden sind, sondern diese Stoffe in ihrer ursprünglichen Naturverbundenheit bzw. in Kompostform verlangen.

Justus von Liebig hat vor über 100 Jahren auf die Wichtigkeit der Mineraldüngung aufmerksam gemacht. Er würde sich heute im Grabe umdrehen, wenn er sehen müsste, was die moderne Kunstdüngerindustrie seit Anfang des 19. Jahrhunderts aus seinen richtigen Erkenntnissen gemacht hat. Sehr richtig schreibt H. P. Rusch [39], der erfahrene Fachmann auf dem Gebiet der Agrikultur: „Justus von Liebig ist mit der quälenden Sorge gestorben, man werde seine Entdeckungen missbrauchen – das eben ist geschehen, in gigantischem Ausmaße. Inzwischen sind die Menschen anders geworden. Sie denken künstlich, weil sie künstlich handeln, und sie handeln mit Lebendigem, als ob es Industrieprodukte aus Blech und Lack seien. Heute scheuen sie sich nicht mehr, die treuen Haustiere lebenslang in Eierlege-Käfige und Mast-Gefängnisse zu sperren, sie unmenschlich zu behandeln, weil es eben so produktiver und rentabler scheint. Glauben Sie, dass sich unter diesen Leuten auch nur ein einziger findet, der sich noch dessen bewusst wäre, dass in den Mutterböden der Welt das Schicksal der Menschheit entschieden wird, ihr Glück oder ihr Unglück, Gesundheit oder Krankheit? Einen solchen Menschen muss man mit der Lampe suchen, wie weiland Diogenes von Sinope. Der Bauer, der königliche Kaufmann, der gottesfürchtige Bürger, der getreue Arbeitsmann ist nicht mehr lebensfähig. Er stirbt aus und an seine Stelle tritt der rücksichtslose Egoist, die organisierte Habsucht, der Götzendienst an der Materie. Wahrhaftig ein klägliches Resultat."

Hochzüchtung und Haltung von Pflanze und Tier

Der moderne Mensch kann gar nicht weit genug gehen. Er ist auf der ganzen Linie sowohl bei der Pflanze wie beim Tier zur Hochzüchtung übergegangen [24]. Hochzüchtung geht aber wiederum auf Kosten der Gesundheit. Hochgezüchtete Pflanzen und Tiere sind viel anfälliger gegen alle Krankheiten. Sie fallen den Parasiten und den Infektionskrankheiten leichter zum Opfer. Denken wir nur an das Spritzen bei allen hochgezüchteten Pflanzen. Schwerste Gifte müssen herhalten, um der Parasiten Herr zu werden. Vor 1900 kannte man kaum oder überhaupt kein Spritzen. Von Jahr zu Jahr mussten die Spritzmengen dann vergrößert werden. Apfelbäume beispielsweise werden heute in ausgesprochenen Obstbaugebieten jährlich mindestens 20-mal gespritzt. Wohin soll das führen? Saatgut, das früher 10 und mehr Jahre verwendet werden konnte, ist heute nach 1–2 Jahren erschöpft. Auf die Dauer endet das sicher im Chaos, sagen uns die Fachleute. Aber auf ihre Stimmen hört man nicht mehr. Das augenblickliche Kapitalinteresse ist größer. (Siehe auch das lesenswerte Buch von Rachel-Carson, das in den USA zum Bestseller wurde: „Der stumme Frühling" [40].

Sollen die Nahrungsmittel über große Strecken versandt werden (beispielsweise aus Übersee), müssen sie außerdem noch mit Chemikalien behandelt werden, damit sie nicht faulen. Mit anderen Worten: Unsere pflanzlichen Nahrungsmittel sind biologisch widerstandslos geworden. Damit sind sie aber auch für die menschliche Gesundheit von minderem Wert. „Einige Obstsorten haben sich unter den modernen Anbaumethoden so verändert, dass sie kaum mehr wiederzuerkennen sind. Dies trifft auf die etwa 150 Jahre alte englische Winter-Goldparmäne zu, einst eine Frucht von erhabenem Wohlgeschmack, mit Harmonie von Aroma, Saftfülle und Zucker-Säure-Verhältnis. Sie ist heute ein fader, langweiliger Apfel geworden. Nur die älteren Leute wissen noch, wie er einmal schmeckte. Die Cox-Orangen-Reinette, auch ein Aristokrat unter den Tafeläpfeln, kennen die meisten Verbraucher nur noch als übergroße mehlige oder (und) stippige Frucht" [41].

Bei der Aufzucht und Haltung der Tiere gehen wir den gleichen Weg. Denken wir an die Eier legenden Hennen. In einem Käfig von 36 x 36 cm (diese Größe ist als Minimum vom Gesetzgeber vorgeschrieben) sitzen 3 dieser armen Tiere das ganze Jahr über bei künstlichem Licht, um Eier zu legen und alsdann als „Brathähnchen" ihr freudloses Dasein zu beschließen. Man könnte dies als eine vom Staat legitimierte Tierquälerei bezeichnen. Wie anders ist es dagegen auf einem Bauernhof, wo die Tiere frei herumlaufen, den natürlichen Umweltreizen ausgesetzt sind, ihr Futter (Grünzeug, Würmer, Steinchen) draußen nach Herzenslust suchen können, abgesehen von den etwa 50 g Körnern täglich. „Die Käfighaltung verlangt vom Huhn eine erhebliche Einschränkung in seiner Beweglichkeit. Das Tier kann nicht scharren und staubbaden ... Eigene Beobachtungen aber ließen keine Zweifel, dass schon die intensive Aufzucht des Kükens bis zur Junghenne in geschlossenen Stallsystemen (Kunstlichtställen) das Tier so weitgehend einer natürlichen Haltung entfremdet hatte, dass es bei extensiver Haltung in Ställen mit Ausläufen nicht mehr optimal gedeihen konnte. Versuche einzelner Farmer, intensiv aufgezogene Junghennen unter natürlichen Bedingungen im Freien weiterhin zu halten, führten zu schweren Verlusten durch Mauser, Wurmbefall und Kokzidiose. Offenbar wissen solche Tiere mit einer natürlichen Art der Haltung nichts mehr anzufangen. Sie scharren nicht, stehen frierend in den Ecken herum, verkriechen sich ins Gebüsch, machen keinerlei Gebrauch von Grünfutter, und sie nehmen das ihnen im Stall gereichte Futter nicht in genügender Menge auf. Das Sonnenlicht scheint ihnen außerdem lästig zu sein" [42].

Prof. Mehner, Direktor der Bundesforschungsanstalt für Kleintierzucht in Celle, schreibt [43]: „Das ist Tierquälerei. Über die Krankheiten, von denen die Hennen bei der Käfighaltung befallen werden, haben wir schon oft geschrieben. Atmungsorgane, Herz, Leber, Nieren werden krank ... Auch der Verbrauch an Medikamenten ist groß ... Um die allein wichtige Frage, was von den Krankheiten und Medikamenten vom Huhn an das Ei weitergegeben wird, geht man im Kreise herum. Auch wissenschaftliche Institute von Rang, kamen damit nicht weiter."

Kommentierung

Seit den Zeiten Dr. Joseph Evers hat sich an der tierquälerischen Haltung unserer „Nutztiere" nicht viel geändert. Der weitaus größte Teil aller im Handel erhältlichen Eier stammt nach wie vor von „Legebatteriehennen". Diese verbringen ihr ganzes Leben auf einer nicht einmal DIN A4-Blatt großen Fläche, ohne jemals Tageslicht gesehen zu haben. Die Situation in der Schweine- und Rindermast ist ähnlich tierquälerisch. Jedem Menschen, der heute noch genussvoll in ein Stück Fleisch beißt, empfehle ich den Besuch auf einem „modernen, industriellen" Hof, die Mitfahrt bei einem Tiertransport zum Schlachthof und das Zuschauen bei dem dort folgenden Abschlachten am Fließband. Diese grausamen Tatsachen und überzeugende gesundheitliche Aspekte machten mich zum Vegetarier. Kann denn ein Tier, welches sein Leben lang gelitten und nicht einen Tag natürlich und frei gelebt hat, unter Qualen transportiert und im vollen Bewusstsein getötet wurde, eine gute, gesunde Nahrung für uns sein?

Massentierhaltung ist nicht artgerecht und führt zu großem Gülleanfall. Die Gülle ist nitratreich und gefährdet die Trinkwasserqualität.

Um genug Futtermittel für die Massentierhaltung bereitzustellen, finden Futtermitteltransporte auch aus Entwicklungsländern statt. Dort hungern die Menschen, in Deutschland füttern wir unsere Schweine mit Sojamehl fett. Die Fleischproduktion ist sehr unökonomisch. Um 1 kg Fleisch zu erzeugen, wird durchschnittlich 10 kg Getreide verbraucht. 10 kg Getreide sättigen 100 Menschen, 1 kg Fleisch nicht einmal 10 Personen. Hoher Fleischkonsum führt zu hohem Verbrauch an Getreide und Hülsenfrüchten, die viel mehr Menschen satt machen könnten.

Ähnlich ergeht es unseren Kälbern, die ihr Leben einzeln in einer so kleinen Box fristen müssen, dass sie sich kaum hinlegen können, und ohne Tageslicht bleiben. Sie sollen möglichst schnell an Gewicht zunehmen und ihr Fleisch soll möglichst weiß aussehen. Dadurch täuscht man der Hausfrau beim Einkauf hohe Qualität vor, in Wirklichkeit ist das Fleisch absolut minderwertig. Bei den Schweinen, die ohne Bewegungsmöglichkeit und ohne Tageslicht eingepfercht sind, sehen wir die gleichen Verhältnisse. Wie wohl fühlen sich die Tiere dagegen in der Suhle auf den Bauernhöfen. Natürliche Fütterung und natürliche Haltung sind allein maßgeblich für eine hohe Qualität der Eier wie des Fleisches!

Kommentierung

Die verheerende Situation der heutigen Massentierhaltung gipfelte Ende der 90ziger Jahre im BSE-Skandal. Jetzt wurde endlich ein Großteil der europäischen Bevölkerung wachgerüttelt und nach Alternativen gesucht. Renate Künast, die neue Ministerin für Verbraucherschutz, setzt sich in Deutschland nun vermehrt für artgerechte Tierhaltung und Fütterung ein. Es gibt noch viel zu tun. Die Schuld kann aber nicht nur bei den Landwirten gesucht werden. Ein immer aggressiverer Wettbewerb und Niedrigpreise für Agrarprodukte zwingen sie zu tierquälerischen Aufzugs- und Haltungsbedingungen. Verbraucher, die nicht auf Eier und Fleisch verzichten wollen, sollten ihrer eigenen Gesundheit zuliebe auf Produkte des ökologischen Landbaus zurückgreifen. Der Mensch sollte sich eine Nahrung zuführen, die nicht nur den Magen füllt, sondern Körper, Geist und Seele dient.

Dr. Joseph Evers hat Recht damit, dass nur die natürliche Haltung und Fütterung der Tiere eine hohe Qualität der Eier und des Fleisches garantiert.

Zunahme der Stoffwechselkrankheiten als Folge der Denaturierung unserer Nahrungsmittel

Als Folge dieser unnatürlichen Eingriffe in das Naturgeschehen bei unseren Nahrungsmitteln sehen wir ein rapides Ansteigen der Stoffwechselkrankheiten. Unter Stoffwechselkrankheiten möchte ich nicht nur die eng begrenzte Gruppe von Krankheiten verstehen, die in unseren Lehrbüchern gewöhnlich angegeben sind, wie Fettsucht, Magersucht, Diabetes, Gicht und Porphyrinurie, sondern sämtliche Krankheiten, deren tiefste Ursache im Wesentlichen auf Ernährungsfehlern einschließlich Genussmittelmissbrauch beruht. Man kann hierfür auch die Bezeichnung „Ernährungsbedingte Stoffwechselkrankheiten" verwenden. Wenn auch der einzelne Mensch nach seiner Veranlagung mehr oder weniger stark und in verschiedener Form auf die Denaturierung unserer Nahrungsmittel reagiert, so ist doch die geradezu katastrophale Gesamtwirkung auf die Volksgesundheit nicht zu verkennen. Am deutlichsten und nicht zu widerlegen sehen wir diesen Prozess an der Zunahme der Zahnkaries. Jahrhunderttausende lang gingen die Menschen ohne einen faulen Zahn ins Grab; das beweisen sämtliche prähistorischen Ausgrabungen bis zum „Homo heidelbergensis" (ca. 500.000 Jahre alt), bei denen nie ein fauler Zahn gefunden wurde. Bei den modernen Industrievölkern dagegen stirbt praktisch kein erwachsener Mensch mit 32 gesunden Zähnen. Im Mittelalter bewegte sich die Zahnfäule in geringen Grenzen. Bei Kindern fand man überhaupt keine oder nur höchst selten eine Karies. Die eigentliche Zunahme setzte im 19. Jahrhundert ein und nahm besonders im 20. Jahrhundert katastrophale Formen an, sodass wir heute bei den modernen Völkern praktisch einen 100%igen Befall von Karies haben. Zimmermann [44] schreibt beispielsweise von Schweden, das heute übrigens als das gesündeste Volk Europas gilt: „Bei uns ist ein völlig kariesfreies Gebiss ohne jede Füllung, Schmelzhypoplasie oder Anomalie anderer Art eine so große Seltenheit, dass ein solcher Fall im Jahresbericht besonders erwähnt werden muss." Wie paradox: Das angeblich gesündeste Volk in Westeuropa hat die schlechtesten Zähne. Hartenstein [45] schreibt von Deutschland: „Bei uns sind 98% der Bevölkerung von der Zahnfäule befallen, Kessler (Marburg) verzeichnet seit 1950 einen dauernden Anstieg der Zahl karieskranker Kinder. Eine wesentliche Ursache dafür liegt in unserer heutigen, verfeinerten Ernährung." Ich selbst hatte im letzten Krieg Gelegenheit, Tausende von Gebissen der asiatisch-russischen Armee, der europäisch-russischen, der deutschen, holländischen, belgischen und französischen Armee zu untersuchen, und fand dabei einen katastrophalen Abfall von den prachtvollen Gebissen des Fernen Ostens, bei denen ich kaum einen faulen Zahn sah, bis zum Westen hin. Das härteste Organ unseres Körpers, der Zahnschmelz, zerfällt wie Zunder. In diesem Zusammenhang verweise ich auf das lesenswerte Buch „Gesunde Zähne von der Kindheit bis ins Alter" von Dr. Schnitzer [46], dem unerschrockenen Kämpfer für gesunde Zähne.

Parallel hierzu geht die Zunahme der Magengeschwüre, der chronischen Galle-, Leber-, Nieren- und Darmleiden, der Kreislauferkrankungen, des Krebses, des Diabetes, einschließlich der Krankheiten des Blutes und des Muskel-Nerven-Systems. Glaubt denn jemand ernstlich, wenn die Zahnfäule, die durch falsche Ernährung verursacht wird, in einem Volke zunimmt (was ja bei den modernen Völkern sicher feststeht), dass alsdann die Krankheiten der übrigen Verdauungsorgane und darüber hinaus alle Krankheiten, die ebenfalls in fehlerhafter Ernährung ihre Ursachen haben, in diesem Volke nicht zunehmen würden? Das wäre ja paradox. Unser Körper ist doch ein harmonisches Ganzes.

Im Jahre 1965 starben im Bundesgebiet (einschließlich Berlin-West) allein an Krankheiten des Kreislaufsystems, an Krebs und an Krankheiten der Verdauungsorgane (nach Statistischem Bundesamt, Pos. Nr. 4 u. 37, Nr. 2-26 und Nr. 6) 478.011 Menschen. Das sind 75 % der gesamten Sterbefälle (Unfalltote nicht mitgerechnet) im Bundesgebiet! Und sie nehmen ständig zu. So betrug die Zunahme von 1960 bis 1965 jährlich durchschnittlich 16.400 Tote! Das lässt sich nicht einfach mit Überalterung des Volkes und besserer Diagnostik erklären, womit man diese grausigen Zahlen so gerne entschuldigt. Nein, da hat Jores [47] schon Recht, wenn er vor Studenten in Düsseldorf behauptete, „dass die klassische Medizin es nicht vermocht habe, die Ursache der meisten Krankheiten zu erforschen und dass damit die klassische Medizin praktisch vor ihrem Bankrott stehe". An sämtlichen infektiösen Krankheiten außer der Tuberkulose starben dagegen 1965 nur 2.034 Menschen!

Wenn die Zunahme der Stoffwechselkrankheiten auf der Denaturierung unserer Nahrungsmittel und dem Überhandnehmen des Genussmittelverzehrs beruht, dann müssten ja bei Ausschaltung dieser Ursachen die Stoffwechselkrankheiten zurückgehen. Das tun sie auch regelmäßig.

Die stärksten Beweise hierfür bilden bei uns die beiden Weltkriege mit ihren nachfolgenden Inflationsjahren (in den Jahren 1914–1923 und 1939–1948), in denen sämtliche Stoffwechselkrankheiten stark zurückgingen, abgesehen selbstverständlich von den ausgesprochenen Hungerkrankheiten. Was war die Ursache auf dem Ernährungssektor? Abgesehen von der vielfachen Unterernährung doch nur der Umstand, dass unsere Nahrungsmittel nicht mehr so denaturiert, verfeinert, überhaupt weniger bearbeitet wurden als in Friedenszeiten. Man war froh, wenn man mit einem einfachen Stück Vollkornbrot oder sonst einem primitiven Nahrungsmittel, und sei es nur eine einfache Erbsensuppe mit etwas Speck oder eine Rübensuppe wie im Ersten Weltkrieg, seinen Hunger stillen konnte. Die nicht unbedingt notwendige Lebensmittelindustrie war anderen, wichtigeren Kriegsindustrien gewichen. Wer dachte denn noch an Weißbrot, Brötchen, Kuchen, Keks, Zwieback, Bonbons, Schokolade, an die vielen feinen Wurstsorten, an Milchkonserven oder an ein raffiniertes Menü? Sicherlich war unsere damalige Kost primitiv geworden, aber sie war naturnäher als die übliche „Friedenskost". Wie mager sah es im Krieg und den nachfolgenden Inflationsjahren auf dem Gebiet der Genussmittel aus, wie dankbar wäre man gewesen für eine Tasse Bohnenkaffee. Heute haben wir das alles fast schon wieder vergessen.

Schon in den letzten Jahrzehnten vor dem Ersten Weltkrieg war ein deutliches Ansteigen der Stoffwechselkrankheiten zu verzeichnen. Dann kam der starke Abfall von 1914 bis 1923, dann wieder der Anstieg bis zum Zweiten Weltkrieg 1939, anschließend wieder der Abfall bis 1948 und dann wieder der regelmäßige Anstieg bis heute. Fünfmal beobachteten wir eine zeitliche Parallele zwischen Denaturierung unserer Kost mit Zunahme der Stoffwechselkrankheiten einerseits und Rückkehr zu einer mehr naturnahen Kost mit gleichzeitigem Rückgang dieser Erkrankungen andererseits. Daraus können wir sicher auf einen kausalen Zusammenhang dieser Erscheinungen schließen. Man soll sich grundsätzlich hüten, leichtfertig zeitlich zusammengehende Vorgänge in einen kausalen Zusammenhang zu bringen. Dieser Fehler wird leider oft gemacht. Hier aber ist jeder Irrtum ausgeschlossen.

Einwendungen und meine Entgegnungen

Man erwidert oft auf meine obigen Ausführungen: Unsere heutige Ernährung kann gar nicht so schlecht sein und so katastrophale Folgen im Krankheitsgeschehen nach sich ziehen, denn die mittlere Lebenserwartung ist heute fast doppelt so hoch wie vor 100 Jahren. Wir sind heute also sicher gesünder als unsere Vorfahren. Darauf erwidere ich Folgendes: Es ist Tatsache, dass sich die mittlere Lebenserwartung fast verdoppelt hat. Nach der deutschen Sterbetafel betrug die mittlere Lebenserwartung 1870/71 nur 35,6 Jahre, in den Jahren 1949/51 war sie 64,6 Jahre und bis heute ist sie noch weiter gestiegen.

Aber woher kommt diese Erscheinung? In den letzten 150 Jahren sind die Todesfälle durch Infektionskrankheiten und Säuglingssterblichkeit stark zurückgegangen. Die jährliche Sterblichkeit an Lungentuberkulose fiel, auf 10.000 Lebende berechnet, von 75 Toten im Jahre 1830 auf 1,3 Tote im Jahre 1965. Während die Menschen früher in der Blüte des Lebens (hauptsächlich zwischen 20 und 30 Jahren) dahinsiechten, liegt heute die Spitze der Sterblichkeit an Tbc bei 70 Jahren. In den jüngeren Jahrgängen von 0–45 Jahren starben 1965, auf 1 Million Lebende berechnet, nur 27 Menschen an Tbc. Die Tuberkulose ist von ihrer ungeheuren Virulenz (Giftigkeit) im 19. Jahrhundert zu einer harmlosen Alterskrankheit im 20. Jahrhundert herabgesunken. Die Sterblichkeit an den hauptsächlichsten Kinder-Infektionskrankheiten (Keuchhusten, Scharlach, Masern, Diphtherie) sank im Bundesgebiet von 1912–1965, auf 10.000 Lebende berechnet, von 6,5 auf 0,03, also von 100% auf 0,46%! Dieser riesige Abfall setzte schon viel früher ein; ich habe aber keine diesbezügliche Statistik zur Hand. Ebenso ging die Säuglingssterblichkeit enorm zurück. Früher starben von 100 Neugeborenen im ersten Lebensjahre 30, heute nur noch 2,4.

Unsere ärztliche Tätigkeit hat mit diesem gesundheitlichen „Aufschwung" des Volkes nichts zu tun, wie man so gerne behauptet. „Immer wieder fällt das Wort vom Sieg über die Infektionskrankheiten durch Chemotherapeutika und Antibiotika. Wie sieht aber die Lage in Wirklichkeit aus? Der qualitative Wandel der Krankheitsbilder noch vor

Beginn der Therapie ist ein weiterer Hinweis darauf, dass wir es hier anstatt mit Therapieerfolgen mit säkularen epidemiologischen Gesetzmäßigkeiten zu tun haben, die ihrer Erklärung noch harren" [48]. „Seien wir froh über die derzeitige Lage auf dem Gebiet der Infektionskrankheiten, aber seien wir nicht des irrigen Glaubens, dass sie unser eigenes Verdienst sei!" [48]

Nach meinen Forschungen handelt es sich bei der hohen Sterblichkeit unserer Vorfahren an Infektionskrankheiten um eine Folge der Inzucht (ständiges Heiraten in den gleichen kleinen Kreisen) während der früheren Jahrhunderte. Der starke Rückgang dieser Sterblichkeit dagegen ist bedingt durch die ungeheure Blutauffrischung, die uns das Maschinenzeitalter gebracht hat. Die Kreise, in denen heute Ehen geschlossen werden, umfassen etwa 300-mal so viel Menschen wie um 1800!

Jede Inzucht setzt die angeborene Widerstandskraft des Organismus gegen äußere Einwirkungen stark herab, sowohl beim Menschen als auch beim Tier. Und somit fielen unsere Vorfahren auch leichter den Infektionskrankheiten zum Opfer. Die Blutauffrischung dagegen hebt die angeborene Widerstandskraft und der Mensch wird Herr über diese Erkrankungen. Auf dem gleichen Prinzip beruht auch der starke Abfall der Säuglingssterblichkeit. Die Blutauffrischung ist ein großes Geschenk des Maschinenzeitalters. Gleichzeitig brachte es uns als Nachteil jedoch eine auffällige Naturentfremdung auf fast allen Gebieten, insbesondere auf dem Gebiete der Ernährung mit allen ihren Folgen (siehe oben).

Machtlos steht die Medizin diesem Geschehen gegenüber. Jores [47] hat schon Recht, als er vor Studenten sagte, dass die klassische Medizin praktisch vor dem Bankrott stehe. Und ebenso H. Schulten [2], wenn er schreibt: „Wir sollten endlich aufhören, uns mit dem ewigen Fortschrittsgerede und dem Irrglauben, wir hätten es so herrlich weit gebracht, zu betäuben. Für einzelne Dinge ist es eindeutig, dass der Schaden den Nutzen überwiegt." Ich habe diese Gedankengänge in meinem Buch [49] „Gestaltwandel des Krankheitsgeschehens. Zunahme der Stoffwechselkrankheiten, Abnahme der Infektionskrankheiten" weiter ausgeführt. Leider ist das Buch vergriffen; an seiner Stelle stehen diese Ausführungen.

Folgenden Einwand hört man auch oft; er wird von vielen unserer führenden Ernährungsexperten vertreten: Was die Denaturierung unserer

Nahrungsmittel anlangt, so werden diese durch unsere Verdauungsorgane viel mehr zerstört als durch unsere gewöhnlichen Eingriffe. Alles muss erst absterben, bevor es in den Stoffwechsel des Körpers übergehen kann. Alle Nahrungsmittel werden bis zu ihren Grundelementen abgebaut, das Eiweiß beispielsweise bis auf seine Aminosäuren. Von „Lebendigkeit" kann also wirklich keine Rede mehr sein [50].

Folgendes muss ich darauf erwidern: Legen wir ein Weizenkorn in die Erde, so bringt es 20–30-fache Frucht hervor; legen wir ein gekochtes Korn in die Erde, so verfault es. Übrigens stimmt der Satz „Alle Nahrungsmittel werden bis zu ihren Grundelementen abgebaut, das Eiweiß zum Beispiel bis auf die Aminosäuren" in dieser Verallgemeinerung nicht. Das Eiweiß der Muttermilch beispielsweise geht ohne Aufspaltung in die Aminosäuren durch die Darmwand des Säuglings in sein Blut über.

Volksheimer [51] schreibt: „Oral verabreichte Stärkekörner (Mais-, Kartoffel-, Weizenstärke) sind nach 1–2 Stunden regelmäßig und konstant in unveränderter, ungelöster Form im peripheren Blut und im Urin nachweisbar." Die gleichen Vorgänge nämlich, dass Nahrungsbestandteile ohne Aufschließung in ihre Grundelemente durch die Darmwand ins Blut übergehen, hat Prof. Haubold auch bei der Verdauung von Fetten festgestellt. Nein, rohe Nahrungsmittel zeigen bei der Fortpflanzung wie bei der Ernährung gegenüber den gekochten Nahrungsmitteln einen wesentlichen Unterschied: Sie sind lebendig. Sie haben die drei typischen Zeichen eines Lebewesens. 1. Sie bauen sich selbst auf; 2. sie pflanzen sich fort; 3. sie antworten auf einen Reiz der Umwelt in einer Form, die für die Erhaltung ihrer selbst wie ihrer Art am besten ist. Das alles können gekochte Nahrungsmittel nicht mehr.

Die Heilung der Stoffwechselkrankheiten durch die Evers-Diät als Beweis für die Richtigkeit dieser Therapie

In meiner 45-jährigen Tätigkeit als Arzt habe ich immer wieder feststellen können, dass durch Umstellung unserer Ernährung in natürlichere Formen und durch weise Einschränkung unserer Genussmittel sämtliche Stoffwechselkrankheiten zu bessern oder sogar zu heilen sind. Das ist ja eigentlich auch selbstverständlich. Denn wenn die Ursache einer Krankheit – hier die falsche Ernährung – beseitigt wird, dann muss der Körper von sich aus die Krankheit bessern, und wenn der Zerstörungsprozess noch nicht zu weit vorangeschritten ist, die Krankheit heilen. Selbst Krankheiten, die bisher als unheilbar galten, konnten auf diese Art und Weise geheilt werden [52]. Man sollte an solchen Tatsachen doch nicht mit einer leichten Handbewegung vorübergehen und echte Heilungen, die viele Jahre zurückliegen, mit der Bemerkung „Remission" oder „Fehldiagnose" abtun [53].

„Die klinische Prüfung ist ja nur eine, allerdings die letzte und entscheidende Kontrolle über Wert und Unwert eines jeden Heilmittels ... Demnach ist der Heilerfolg das entscheidende Kriterium für die Bewertung eines Heilmittels" [54]. Jores [55] schreibt in seinem lesenswerten Buch „Die Medizin in der Krise unserer Zeit": „Der Maßstab, und zwar der einzige, der wirklich Gültigkeit hat für die Richtigkeit einer Medizin, ist der therapeutische Erfolg! Alle Medizin ist dazu da, kranke Menschen gesund zu machen. Alle medizinische Forschung hat letzten Endes einzig und allein dieses Ziel."

In den letzten Jahren kamen praktisch nur Patienten in meine Praxis, die an Krankheiten litten, die gemeinhin als unheilbar galten. Ich gebe hier meine Erfahrungen über Erfolge und Misserfolge nur bei den Krankheiten wieder, die ich selbst mit der Evers-Diät behandelt habe. An ihrer Spitze steht die Multiple Sklerose, eine schwere Erkrankung des Zentralnervensystems (Gehirn und Rückenmark), die den Menschen in der Blüte seines Lebens zwischen 20 und 40 Jahren befällt und ihn einem jahrelangen Siechtum entgegenführen kann.

Kommentierung

Die Multiple Sklerose ist eine Erkrankung, die das Gehirn und Rücken-mark befällt. Bei der MS werden die Myelinscheiden, die „Isolier-schicht" des Gehirns und Rückenmarks, zerstört. Die Nervensignale können nicht mehr richtig fließen. Dies kann an vielfachen „multi-plen" Orten im Gehirn und Rückenmark passieren. Daher sind auch die Symptome der MS von Patient zu Patient so unterschiedlich. Sie ist eine der häufigsten neurologischen Erkrankungen in den Industrielän-dern. Die Isolierschicht der Nervenfasern kann nicht wieder repariert werden, es bilden sich Narben: festes, hartes Bindegewebe, daher der Name „sklerose" = hart. Im Mittelalter und in der Antike war MS nicht bekannt. Erste Beschreibungen in der medizinischen Literatur finden sich seit etwa 120 Jahren. Dr. Joseph Evers kam daher zu der Vermu-tung, dass die Zunahme der Multiplen Sklerose im Zusammenhang mit zunehmenden Umweltbelastungen und der Denaturierung der Nah-rung steht. Bei der MS zeigt sich, wie bei einigen anderen Zivilisations-erkrankungen auch, eine Fehlsteuerung des Immunsystems. Die Kennt-nisse über die Entstehung der MS sind noch unvollständig. Für das Auf-treten der Erkrankung werden eine gewisse erbliche Disposition, Viru-sinfekte, Störungen im Immunsystem und Ernährungsfaktoren ver-antwortlich gemacht. Auch psychische Faktoren, Traumata oder Bela-stungssituationen können für das Auftreten der MS mitverantwortlich sein.

Die erste Multiple-Sklerose-Patientin kam 1940 in meine Behandlung. Sie war zwei Jahre krank gewesen, davon fünf Monate an Armen und Beinen gelähmt, sodass sie bettlägerig war und gefüttert werden muss-te. Zudem war sie fast erblindet. Sie wurde wieder gesund und ist heu-te (27 Jahre später) voll arbeitsfähig, hat inzwischen drei Kindern das Leben geschenkt und jedes Kind fast ein Jahr lang gestillt. Der Erfolg sprach sich schnell herum, und ein Patient nach dem anderen kam in meine Praxis. Bis heute (Sommer 1967) gingen über 12.000 Multiple-Sklerose-Patienten durch meine Praxis, wovon über 8.000 meine Diät-Kur meist jahrelang unter meiner Aufsicht durchführten. Diese Zahl ist sehr groß, wenn man bedenkt, dass ich als Landarzt in meinem Leben einen, zwei oder höchstens drei Multiple-Sklerose-Patienten sehen würde. Der Weg dieser Patienten geht gewöhnlich vom Hausarzt über den Facharzt, in die Klinik, zu mir. Mein Krankengut ist also ein verhältnismäßig schweres, das meistens jahrelang in ärztlicher Behandlung steht und bei dem die Diagnose durch fachärztliche Untersuchung fast immer gestellt ist. Noch nicht ein einziger Multiple-Sklerose-Patient auf der ganzen Welt ist durch irgendein Mittel für dauernd geheilt worden – abgesehen von meiner Diät-Kur.

Kommentierung

Beflügelt von den Erfolgen, die Dr. Joseph Evers in seiner Praxis sah, kann man diesen Ausspruch verstehen. Eine völlige Heilung von MS ist bis heute aber nicht möglich. Die Behandlung der MS muss darauf abzielen, die körpereigenen Kräfte zu stützen, die Krankheit zu stabilisieren und im Idealfall zu stoppen. Die frischkostbetonte Evers-Diät ist ein wichtiger Faktor zur Stabilisierung des Stoffwechsels und Harmonisierung des Immunsystems. In der Klinik Dr. Evers wird ein Ganzheitskonzept nach fünf therapeutischen Säulen durchgeführt:

- Die Grunddiätbehandlung mit Lebensmitteln aus überwiegend kontrolliert biologischem Anbau; eine lacto-vegetabile Vollwerternährung mit hohem Frischkostanteil.
- Krankengymnastik und physikalische Therapien.
- Wasseranwendungen.
- Vermittlung von Selbsthilfetechniken.
- Umfassende psychische Betreuung. Körper, Geist und Seele sollen in Einklang gebracht werden. Die gezielte Evers-Diät bietet eine optimale Zufuhr an Vitaminen und Mineralstoffen, gleichzeitig wenig entzündungsfördernde tierische Fette und somit eine gute Grundlage zur Behandlung der MS. Die selbstständige Durchführung der Diät nach Anleitung in der Klinik fördert das Selbstvertrauen und die Eigenständigkeit des Patienten.

Heute kann ich aufgrund eines riesigen Krankengutes Folgendes sagen: Wenn bald nach der ersten Feststellung einer Multiplen Sklerose meine Diät-Therapie angewendet wird, kann man mit einer Heilung in fast allen Fällen rechnen. Es gibt einige wenige erfolglos verlaufende

Erkrankungen, bei denen die Patienten bereits im ersten Jahr ihrem Leiden erliegen. Ihre Zahl dürfte aber 5% nicht überschreiten. Diese Fälle sprechen auch auf meine Diät-Therapie nicht an.

Ist das Leiden weiter fortgeschritten, sinken natürlich die Erfolgsaussichten. Wenn das Zentralnervensystem im Verlaufe der Jahr sklerosiert, also leblos wird, gibt es keine Heilung mehr. Man sollte aber nicht so leicht die Flinte ins Korn werfen. Kam doch erst kürzlich (Frühjahr 1967) ein Multiple-Sklerose-Patient, L. K. aus A., geboren am 25. 4. 1908, zu mir in die Sprechstunde. Er war seit 1940 an Multipler Sklerose erkrankt. Die Diagnose „Multiple Sklerose" wurde in einer Universitäts-Nervenklinik 1940 und 1943 gestellt. Keine Therapie hatte Erfolg. Ab 1946 fuhr er im Rollstuhl. Im Frühjahr 1964 kam er zu mir in ärztliche Behandlung. Er führte streng die Diät-Kur durch und stellte sich halbjährlich in meiner Praxis vor. Ganz langsam besserte sich sein Zustand. Heute (März 1967) geht er nach dreijähriger Kur im Zimmer frei (ohne Stock) spazieren, nachdem er sich 20 Jahre lang nur im Rollstuhl fortbewegen konnte.

Natürlich sind solche Fälle auch bei uns eine große Ausnahme. Aber sie zeigen doch, dass das Zentralnervensystem, wenn es noch nicht sklerosiert ist, sich trotz langer Krankheitsdauer noch regenerieren kann. Man soll also nicht so schnell verzagen.

Am schnellsten und sichersten geht der Heilungsprozess vor sich, wenn man mit der Diät-Kur möglichst im Frühstadium beginnt, also bald nach Feststellung der Krankheit. Deshalb gebe ich hier die Hauptmerkmale im Frühstadium wieder [56]. Ganz im Vordergrund stehen die Parästhesien und Sehstörungen. Parästhesien sind Missempfindungen, die sich gewöhnlich in Form von Kribbeln oder taubem bzw. pelzigem Gefühl oder Ähnlichem bemerkbar machen. Die Sehstörungen werden vom Patienten gewöhnlich als Schleier vor den Augen oder als Doppelbilder angegeben. Oft geht auch eine allgemeine Müdigkeit schon Monate oder jahrelang voraus. Wenn diese Symptome auftreten, muss man an Multiple Sklerose denken. Wenn dann noch Gehstörungen (Unsicherheit oder mangelhafte Ausdauer im Gehen) kommen und gehen, so ist die Diagnose „Multiple Sklerose" schon fast gesichert. Wir brauchen also keine Angst zu haben, dass wir die Multiple Sklerose zu spät erkennen würden. Leider ist meine Methode der Heilung der Multiplen Sklerose immer noch nicht offiziell anerkannt, obwohl seit 1940 über 12.000 Multiple-Sklerose-Patienten durch meine Praxis gingen. Die echten Besserungen und Heilungen tut man einfach ab mit dem Wörtchen „Remission" (von selbst entstandenes, vorübergehendes Zurückgehen von Krankheitserscheinungen). Ich habe wirklich alles getan, um auf wissenschaftlicher Basis den Beweis zu führen, dass die Multiple Sklerose heilbar ist. 1964 schrieb ich die Arbeit „Die Bedeutung der Frühdiagnose der Multiplen Sklerose" [58]. Darin heißt es: „Die Frühdiagnose der Multiplen Sklerose ist von größter Bedeutung, denn sie ist im Frühstadium sicher heilbar!" Man überlege, was das bedeutet. Andererseits muss ich aber auch sagen, dass Tausende von Ärzten hinter mir stehen und mir begeistert zustimmen. So schrieb mir beispielsweise das „Berliner Ärzteblatt" am 16. 10. 1964 Folgendes:

> *„Sehr geehrter Herr Kollege. Durch die Tagespresse ging in diesen Wochen die Meldung, Sie hätten Ihr Amt als Chefarzt an der auf Ihre Initiative hin geschaffenen Klinik zur Heilung der Multiplen Sklerose niedergelegt. Ihr Name ist zu weit bekannt, Ihre diätischen Regeln bereits zu weit verbreitet, dass ein derartiger Schritt nicht erhebliches Aufsehen erregen dürfte. Ich wäre Ihnen sehr dankbar, wenn Sie mir Näheres über die Gründe für Ihren Rücktritt mitteilen könnten, denn ich kann mir nicht vorstellen, dass hier tatsächlich vordergründig vorgeschobene, sachliche Auseinandersetzungen Sie zu diesem Schritt veranlasst haben. Es erscheint mir unbegreiflich, dass Sie, der Sie in der Klinik die Krönung Ihres Lebenswerkes sehen müssen, nun plötzlich resignieren.*
>
> *Mit kollegialer Hochachtung*
> *BERLINER ÄRZTEBLATT, Schriftleitung*
> *gez. Dr. W. Hemmer.*

Danach brachte das „Berliner Ärzteblatt" [59] den Aufsatz „Der ausgebootete Außenseiter Dr. Evers verlor seine Klinik an die Schulmedizin", in dem das Blatt sehr positiv für mich eintrat. Herzlichen Dank sage ich an dieser Stelle der Schriftleitung für ihr tapferes Eintreten für die gerechte Sache. Ich habe auf vielen Ärztetagungen gesprochen, in Wien, Augsburg, Karlsruhe, Zürich, Hamburg, Kiel, Würzburg, Stockholm, Freudenstadt,

Ulm und Berlin, und habe viel Zustimmung gefunden, abgesehen von Wien (im Jahre 1943), wo nicht ich, sondern der nachfolgende Redner, Prof. K., stürmischen Beifall erhielt, als er seinen Vortrag mit den Worten begann: Meine Damen und Herrn, nun wollen wir wieder in die Tiefen der Wirklichkeit hinabsteigen."

Viele wissenschaftliche Arbeiten habe ich geschrieben. Aber man geht im Allgemeinen stillschweigend darüber hinweg. (Kollegen können diese Arbeiten gerne bei mir anfordern).

Ferner machte ich Tierversuche, aus denen sich ergab, dass Hunde ebenfalls an Multipler Sklerose erkranken. Ich habe mehrere durch Diät geheilt, natürlich durch die dem Hund gemäße Diät, vor allem durch Fütterung von rohem Fleisch, angefaultem Fleisch, Eingeweide und Aas. Auch Kühe erkranken an Multipler Sklerose; sie werden geheilt, indem man ihnen freien Weidegang und junges, frisches Getreide aller Art gibt. Ich befasste mich auch viel mit der Ernährung der Menschenaffen in Zoologischen Gärten. Die Ernährung entsprach durchaus nicht den Bedürfnissen dieser Tiere, abgesehen von den Affen im Zoologischen Garten in Basel. Wie es heute ist, kann ich nicht sagen. Die Affen starben frühzeitig, gewöhnlich an Tuberkulose oder Lähmungen, die vom Zentralnervensystem ausgingen. Es ist gut möglich, dass eine Multiple Sklerose dahinter steckte. Man sollte doch mehr darauf achten, Ernährungsversuche mit den Tieren machen und sie nach dem Tode sezieren. Sämtliche Tiere, die an Multipler Sklerose leiden, haben eine denaturierte Ernährung bekommen. Sie werden geheilt, indem man die ihnen von Natur aus zustehende Ernährung im Urzustand gibt, genau wie beim Menschen.

1335 Filme habe ich gedreht, um auch auf diese Weise den Beweis zu erbringen, dass die Multiple Sklerose heilbar ist.

Infolge meiner vielen Multiple-Sklerose-Patienten in allen Erdteilen konnte ich mithilfe der dortigen Ärzte auch aufschlussreiche Forschungen über das Vorkommen dieser Krankheit betreiben. Ich fand heraus, dass sie in sämtlichen Erdteilen nur dort vorkommt, wo die Menschen von der naturnahen Ernährung ihrer Vorfahren abgewichen sind und zur modernen denaturierten Kost übergingen.

Den weltbekannten Neurologen Prof. Nonne, Hamburg, habe ich gebeten, nach Hachen zu kommen, um meine Arbeiten zu kontrollieren. Die Schriftleitung der ärztlichen Zeitschrift „Die Medizinische Welt" [58] schreibt: „Unsere Bewunderung gilt ganz besonders der Unvoreingenommenheit, die sich Nonne bis in sein hohes Alter bewahrt hat, als Zeichen ungewöhnlicher geistiger Jugendlichkeit. Diese Unvoreingenommenheit hat er besonders bei der Frage der Evers-Diät unter Beweis gestellt."

Auf meine Bitte hin kam Nonne mit seinem Mitarbeiterstab (alles erfahrene Universitätslehrer) von 1946 bis 1950 jährlich 8–14 Tage lang nach Hachen und untersuchte die weitgehend gebesserten und geheilten Multiple-Sklerose-Patienten. 1950 beraumte er eine Tagung der nordwestdeutschen Neurologen in Hamburg (St.-Georgs-Krankenhaus) an. Dort sagte er [58]: „Wir sahen bei den von uns untersuchten, seit mehreren Jahren regelmäßig mehrere Male im Jahr kontrollierten Fällen mehr Remissionen, tiefer gehende Remissionen und länger dauernde Remissionen, als man es sonst bei größerem und großem Material zu sehen pflegt." Und an dieser Stelle sage ich Herrn Prof. Nonne über das Grab hinaus meinen aufrichtigen Dank, dass er, der angesehene, weltbekannte Neurologe, trotz seines Alters und trotz der schweren Nachkriegsverhältnisse sich nicht gescheut hat, zu dem unbekannten Landarzt ins Sauerland zu kommen, um kritisch seine Erfolge zu prüfen.

Allerdings habe ich nicht mikroskopisch gearbeitet und keine Virusforschungen betrieben zur Klärung der Therapie der Multiplen Sklerose. Diese Forschungen werden nämlich seit Jahrzehnten von Tausenden von Kliniken intensiv betrieben und haben doch kein Resultat gebracht. Wir sind in der Therapie der Multiplen Sklerose dadurch keinen Schritt weitergekommen. „Die medizinischen Forscher auf der ganzen Welt verhalten sich heute wie die Fischschwärme: Wie jeder Reiz, der den Fischzug trifft, zu einer geschlossenen und plötzlichen Bewegung des ganzen Schwarmes führt, so wenden sich auch die Therapieforscher geschlossen und gleichsam auf Kommando den neuen Stichworten zu, die die Industrie ihnen vorgibt. Der Arzt wird danach beurteilt, ob er die neuesten Spezialitäten und Apparate verwendet" [59].

Die Multiple Sklerose gehört nach meinen Erfahrungen zu den am leichtesten heilbaren Krankheiten. Das ist auch gut zu verstehen.

Kommentierung

Diese Aussage von Dr. Joseph Evers ist geprägt von der Euphorie seiner vielen Therapieerfolge. Gleichzeitig schildert er auch Fälle von besonders dramatischen Krankheitsverläufen, die auch durch seine Diät-Kur nicht beeinflussbar waren. Verlauf und Prognose der MS ist bei jedem Patienten unterschiedlich. Wie bereits im Vorwort berichtet, treffe ich im Klinikalltag immer wieder auf Patienten, die Dr. Joseph Evers noch kennen und schätzen gelernt haben. Patienten, die auch nach 40-jähriger MS-Diagnose noch laufen und sich selbst versorgen. Die MS steht oft im negativen Licht und wird häufig gleichgesetzt mit einem Leben im Rollstuhl. Es gibt durchaus gutartige Verläufe, man spricht von 30–40%, die ein nahezu normales Leben führen können. Einige Mediziner gehen sogar davon aus, das viele MS-Fälle gar nicht diagnostiziert werden, da die Betroffenen so geringe Beeinträchtigungen haben, dass sie ihr Leben normal meistern. Bei etwa 40% aller Betroffenen verläuft die Erkrankung in Schüben. Bei einem Schub kann es zu sehr umfangreichen Beschwerden (Gefühls-, Gang-, Gehstörungen) kommen. Diese Symptome können sich vollständig zurückbilden, man spricht dann von Remission. In günstigen Fällen treten krankheitsverschlechternde Schübe äußerst selten auf, es können zwischen zwei Schüben auch Jahre vergehen.

Neue Medikamente, die erst seit einigen Jahren auf dem Markt sind, sollen die Schubrate reduzieren und die Krankheitsaktivität hemmen. Man spricht von immunsuppressiver oder immunmodulatorischer Behandlung. Die medikamentöse Therapie wird im Einzelfall zwischen behandelndem Neurologen und Patienten individuell abgestimmt. Cortison ist das Mittel der Wahl beim akuten Schub.

Der Beginn der Multiplen Sklerose besteht fast immer in Gefühls- und Sehstörungen, ganz leichte Gangstörungen (schnelle Ermüdbarkeit und Unsicherheit im Gehen) schließen sich dann häufig an. Diese Symptome sind aber so flüchtig, dass sie gewöhnlich wieder vollkommen verschwinden, manchmal für Wochen, Monate oder sogar Jahre. Die Natur zeigt uns schon, dass es im Frühstadium mit der vollständigen Restitution des Zentralnervensystems gar nicht so schwierig ist. Dann treten die Symptome wieder in Erscheinung. Aber jedes Mal treten sie nun verstärkt auf. Vor allem verschlimmern sich die Gehstörungen. Der Patient muss sich festhalten, der Rollstuhl muss aushelfen, bis zuletzt vollständige Bettlägerigkeit eintritt. Das pathologisch-anatomische Bild verhält sich entsprechend. Im Anfang besteht nur eine leichte flüchtige Entzündung im

Zentralnervensystem. (Herr Prof. Döring von der Universität Hamburg zeigten mir 1950 auf Veranlassung von Herrn Prof. Nonne solche mikroskopische Schnitte; derartige Präparate sind natürlich äußerst selten, weil der Multiple-Sklerose-Patient in diesem Stadium kaum zur Sektion kommt.) Im Laufe der Jahre gehen aber auch diese Befunde ins chronische und dann ins sklerotische Stadium über. Dass dann kein Restitution mehr möglich ist, ist selbstverständlich. Unser Blick ist viel zu sehr von den gewöhnlichen Sektionsbefunden im Endstadium der Krankheit gebannt. Daraus auf die Unheilbarkeit der Krankheit zu schließen ist falsch, denn im Frühstadium sieht es ganz anders aus. Ich glaube wohl sagen zu dürfen, dass ich in den 27 Jahren, in denen ich mich mit der Multiplen Sklerose beschäftigte, fleißig und vielseitig gearbeitet habe und dass meine Forschungen erfolgreich waren.

Es kamen natürlich auch schwerkranke Patienten mit anderen Leiden zu uns, nachdem sie alle möglichen Behandlungen durchgemacht hatten, aber keine Besserung fanden. So übersehe ich auch hier ein großes und schweres Krankengut und bin dadurch über die Wirksamkeit unserer Diät bei diesen Krankheiten bestens orientiert.

Es kommen natürlich nur solche Krankheiten infrage, deren tiefste Ursachen in unserer heutigen denaturierten Kost liegen, und keine Krankheiten, die auf Infektion, Erkältung oder krankhaften Erbmasse beruhen. So konnte ich auch bei den chronischen Krankheiten der Verdauungsorgane (Magen-, Darm-, Leber-, Galle-, Nierenleiden) gute Erfolge erzielen. Schwerste chronische Durchfälle (einschließlich der bisher als unheilbar geltenden chronischen Colitis ulcerosa) konnten geheilt werden.

Kommentierung

Die Colitis ulcerosa ist eine chronisch entzündliche Darmerkrankung unbekannter Ursache. Im akuten Stadium treten Durchfälle auf. Diese können blutig, schleimig und eitrig sein. Der Patient fühlt sich krank, hat Schmerzen bei der Stuhlentleerung und ist körperlich geschwächt. Über Jahre wechseln Phasen von Beschwerdefreiheit und akutem Krankheitsgeschehen ab. In der akuten Phase werden nährstoffbedarfsdeckende Infusionen gegeben. Der Dickdarm muss sich erst einmal erholen. Es folgen ein Kostaufbau über Sonde, später ballast- und lactosefreie Produkte, blähungsarme Basisdiät bis hin zur ballaststoffreichen Kost. Diese aber erst, wenn der Darm wieder gesund ist.

In beschwerdefreien Phasen hilft eine ballaststoffreiche, zuckerarme Kost wie die Evers-Diät, eine optimale Darmflora wiederherzustellen.

Auffallend sind auch unzweifelhaft die Erfolge bei Verstopfung. Selbst Patienten, die 20 Jahre lang wöchentlich nur 1 bis 2 x mithilfe von scharfen Medikamenten Stuhlgang hatten, hatten ab dem 3. oder 4. Tag nach Kurbeginn täglich ohne jedes Medikament Stuhlgang. Die einzige Ausnahme bildeten diejenigen Patienten, deren Darmmuskulatur vom Zentralnervensystem her gelähmt war.

Kommentierung

Das sind Erfolge, die wir auch heute täglich in der Klinik sehen. Der hohe Frischkost- und Ballaststoffanteil in der Kost, verbunden mit ausreichender Trinkmenge, füllt den Darm, fördert die Passage und führt zu regelmäßigem Stuhlgang.

Bei Krebs aber habe ich, obwohl ich ihn für eine Folgeerscheinung unserer denaturierten Kost und des Überhandnehmens unseres Genussmittelverzehrs halte, nichts Gutes gesehen! (Selbstverständlich gibt es einige Krebsarten, die von Natur aus verhältnismäßig gutartig sind; mit diesen kann man auch ohne jeden ärztlichen Eingriff 100 Jahre alt werden.) Ich denke hier nur an die gewöhnlichen Krebsarten, an denen jährlich im Bundesgebiet 140.000 Menschen sterben.

Kommentierung

Die Sterberate an Krebs hat noch mehr zugenommen. Krebs ist in Deutschland wie in anderen westlichen Ländern die zweithäufigste Todesursache nach den Erkrankungen des Herz-Kreislauf-Systems. 1998 erkrankten ca. 347.000 Menschen in Deutschland an Krebs, 210.000 starben daran. Die häufigsten Krebsarten bei Frauen sind Brust- und Gebärmutterhalskrebs, bei Männern Lungen- und Prostatakrebs.

Ich habe den Eindruck, dass es schon zu spät ist, wenn der Krebs diagnostiziert wird. Keine Operation, keine Bestrahlung, kein Medikament, keine Diät hilft dann mehr. Meines Erachtens hat das seinen tieferen Grund darin, dass die schädigende Noxe erst viele, viele Jahre (durchschnittlich etwa 20 Jahre) auf den Organismus einwirken muss, bevor sich die Krebsgeschwulst bildet.

Durch die heutigen Früherkennungsuntersuchungen ist die Chance, den Krebs durch Operation, Bestrahlung und Chemotherapie zu besiegen, stark gestiegen.

Recht hat Dr. Joseph Evers damit, „dass keine Diät dann mehr hilft". Die Bedeutung einer gesunden Ernährung als Faktor der Krebsvermeidung wird allerdings immer mehr erkannt. Führende Wissenschaftler sprechen von 30–40% aller Krebserkrankungen, die durch gesunde Ernährung vermieden werden könnten.

Hoher Gemüse- und Obstverzehr führt zu signifikant geringeren Magen- und Darmkrebsraten. Die Vitamine wirken als Radikalfänger im Körper und stabilisieren das Immunsystem gegen Angriffe. Der Ballaststoffgehalt vollwertiger Ernährung saniert den Darm. Geringe Zufuhr tierischer Fette wirkt sich ebenfalls positiv aus. Wesentlich ist die Vermeidung Krebs auslösender Stoffe in der Nahrung. Zu denken ist hier an Aflatoxine in schimmeligen Nüssen, Benzpyrene durch tropfendes Fett beim Grillen und Nitrat durch gepökelte Wurstwaren. Die fatale Wirkung des Alkohols als Zellgift habe ich bereits erläutert. Übergewicht durch Fehlernährung ist ebenfalls ein bedeutender Risikofaktor für Krebs. In Tierversuchen führte eine Beschränkung der Kalorienzufuhr zu einer signifikanten Verminderung der Tumorentstehung. Niedrig kalorisch ernährte, mit Vitaminen und Mineralstoffen optimal versorgte Tiere waren weniger krank und erreichten ein viel höheres Alter.

Ich glaube, dass die Schweizer Forscher Schinz und Reich [60] Recht haben, wenn sie von der Zunahme der Krebserkrankung schreiben: „Die wichtigste Folgerung, die wir aus der Beobachtung der Verschiebung des altersgemäß erstmaligen Auftretens des Karzinomtodes ziehen, ist: Das Alter kann für das Auftreten des Karzinoms nicht direkt verantwortlich gemacht werden. Eine echte Altersdisposition kommt für diese Krankheit nicht in Betracht. Unsere Auffassung ist jene einer vorgetäuschten Altersdisposition: Für den Zeitpunkt des Auftretens der Karzinome ist das ganze vorangegangene Leben verantwortlich, und für die Höhe des Alters des Kranken wird die Größe der im Mittel pro Zeiteinheit aufgenommenen Einzeldosis verantwortlich gemacht." Mit anderen Worten: Der Körper ist bereits krebsig verseucht, wenn die

Geschwulst erscheint. Diese zeigt nur das baldige Ende des Dramas an. Ich wünschte, ich hätte Unrecht.

Der große Chirurg, August Bier, sagte einmal: „Über den Krebs ist so viel geschrieben worden, dass man Bibliotheken damit füllen kann. Was wir wirklich über den Krebs wissen, geht auf eine Postkarte."

Natürlich kann man den Krebs verhüten, indem man sich von Jugend auf vernünftig ernährt. (Siehe auch die vielen primitiven Völker mit ihrer naturnahen Kost, die kaum den Krebs kennen.)

Bei den schweren Blutkrankheiten (auch als „Blutkrebs" bezeichnet), wie Leukämie, Plasmozytom, Lymphogranulomatose oder Werlhofsche Krankheit bin ich nicht ganz so pessimistisch, wie es heute in der Medizin üblich ist; aber das letzte Wort ist hier noch nicht gesprochen. Es sind gefährliche Krankheiten, bei denen ich sicher echte Besserungen und auch Heilungen erzielen konnte, aber andererseits auch viel Fehlschläge erlebte.

Bei der juvenilen Form des Muskelschwundes (Dystrophia musculorum progressiva) – von der bis Ende 1965 171 Patienten durch meine Praxis gingen – konnte ich im Anfang des Leidens sicher Heilungen erzielen, die heute schon viele Jahre zurückliegen. Bei der infantilen Form des Muskelschwundes, mit der ich bis Ende 1965 207 Patienten behandelt habe, konnte ich dagegen nicht die geringste Besserung, geschweige denn eine Heilung erreichen. Sie gingen alle ganz systematisch zugrunde. Dieses letztere Leiden ist die Folge des Zusammentreffens zweier rezessiver Erbmerkmale. Auffallend ist, dass ich bei der infantilen Form des Muskelschwundes niemals einen zweiten Fall dieser Krankheit in der Verwandtschaft gesehen habe, abgesehen von einem eineiigen männlichen Zwillingspaar. Bei der juvenilen Form dagegen war das Auftreten der Krankheit in der Verwandtschaft häufig.

Beim chronischen Gelenkrheumatismus wiederum konnte ich auffallende Erfolge erzielen. Allerdings geht das nicht in einigen Monaten; bei ausgeprägtem Krankheitsbild sind schon einige Jahre notwendig.

Kommentierung

Dr. Joseph Evers konnte bei Gelenkrheumatismus bedeutende Erfolge erzielen, da seine Diät arm an tierischen Fetten ist. Vegetarische Kost führt zum langsamen Absinken der Arachidonsäure-Menge im Körper. Arachidonsäure ist eine entzündungsfördernde Fettsäure, die ausschließlich mit Nahrungsmitteln tierischer Herkunft aufgenommen wird. Sie verstärkt Entzündungsprozesse bei Gelenkrheumatismus. Durch die frischkostbetonte Evers-Diät wird aber nur sehr wenig von dieser Fettsäure aufgenommen, und dadurch verbessert sich das Krankheitsbild bei rheumatoiden Erkrankungen.

Auch die Sterilität der Frauen konnte oft behoben werden, wenn es sich um hormonelle Störungen handelte, welche ja die häufigste Ursache der Kinderlosigkeit sind. Ebenfalls verlaufen die Geburten bei den Frauen, die während der Schwangerschaft unsere Diät in den wesentlichen Punkten einhalten, auffallend gut. Man kommt fast immer ohne Narkose, ohne lokale Betäubung, Suggestion und ohne spezielle Gymnastik aus.

Allergische Erkrankungen wie Heuschnupfen oder Asthma reagieren gut; ebenso der frühkindliche Gehirnschaden in seinen verschiedenen Erscheinungsformen (spastische Parese, epileptische Anfälle, cerebrale Kinderlähmung, Schwachsinn). Überhaupt reagieren Säuglinge und Kleinkinder bei allen möglichen Erkrankungen günstig auf diese Diät, was auch leicht verständlich ist, weil die Krankheiten im Säuglings- und Kleinkindesalter häufig eine Folge falscher Ernährung sind.

Bei 166 Fällen von Parkinson sah ich wohl Erleichterungen durch die Diät-Kur, aber nie eine Heilung.

Meine Erfahrungen mit den Krankheiten des Kreislaufsystems einschließlich der Gefäßstörungen des Zentralnervensystems, die ja auch zum Kreislauf gehören (Pos. Nr. 4 und 37 des deutschen Todesursachen-Verzeichnisses) sind ebenfalls sehr erfreulich. Es starben 1965 im Bundesgebiet (einschließlich Berlin West) allein an diesen Krankheiten 288 897 Menschen. Das sind 46% sämtlicher Sterbefälle (abgesehen von den Unfalltoten) im Bundesgebiet – eine beängstigende Statistik. Dabei nehmen die Todesfälle jährlich um ca. 10.000 zu, anstatt weniger zu werden. Die Sterbefälle allein am Herzinfarkt haben sich in dem Zeitraum von 1949 bis 1965 bei Männern über 45 Jahren im Bundesgebiet in den einzelnen Altersgruppen verdreifacht bis vervierfacht, durchschnittlich 3,7-fach (siehe Tabelle 2). Bei den jüngeren Altersgruppen von 20–45 Jahren ist die Sterblichkeit an Herzinfarkt bei Männern natürlich viel niedriger. Aber auch in diesen Altersgruppen hat die Krankheit sich in dem gleichen Zeitraum durchschnittlich sogar um das 4,4-fache erhöht! Mit der Überalterung unseres Volkes hat diese ungeheure Erhöhung der Sterblichkeit nichts zu tun, sind doch sämtliche Sterbefälle in den einzelnen Altersgruppen auf je 100.000 Lebende in den gleichen Altersgruppen bezogen. Jährlich werden im Bundesgebiet ca. 10.000 Gliedmaßen wegen Durchblutungsstörungen amputiert. Grundlage all dieser Krankheiten ist vor allem die Arteriosklerose, die sich vornehmlich am Herzen, im Gehirn und an den Beinen abspielt. Diese Arteriosklerose finden wir niemals bei den primitiven, noch nicht mit der Zivilisation in Berührung gekommenen Völkern dieser Erde – ganz einerlei, ob wir zu den nur Fleisch und tierisches Fett essenden Eskimos des hohen Nordens gehen, zu den fast nur von Milch lebenden Nomaden im Somaliland (Ostafrika) oder zu den gemischt essenden Völkern im Innern Afrikas; zu den am oberen Kongo lebenden Zwergvölkern (Pygmäen), zu den Bantu-Negern im Süden oder zu den Indianern im Ursprungsgebiet des Amazonas. Das Geheimnis besteht nur darin, dass sie die Nahrungsmittel so naturnahe wie eben möglich zu sich nehmen.

Kommentierung

Die Arteriosklerose ist eine Erkrankung der Arteriengefäßwand. Diese verliert immer mehr an Elastizität, verhärtet und verdickt sich bis zum Gefäßverschluss. Es kommt zum Sauerstoffmangel im dahinter liegenden Gewebe: Herzinfarkt, Schlaganfall und periphere Durchblutungsstörungen sind die Folge. Risikofaktoren sind Rauchen, erhöhter Blutdruck, erhöhte Blutfette, Stress, Übergewicht und Diabetes mellitus.

Nicht der Fettgehalt, nicht der Eiweißgehalt, nicht die Art der Fettsäuren, nicht der Cholesteringehalt in der Nahrung sind hier ursächlich maßgebend, sondern nur die Denaturierung der Nahrungsmittel einschließlich Genussmittel-Missbrauch. Deshalb konnte ich auch auf diesem Gebiet mit unserer Diät außergewöhnliche Erfolge erzielen. Wir konnten viele Patienten vor der Beinamputation bewahren. Die Cerebral-Sklerose (Gefäßstörungen im Gehirn) reagierte günstig. Krankheiten des Herzens besserten sich, erhöhte und erniedrigte Blutdruckwerte normalisieren sich. Ich habe den Eindruck, dass die Erkrankungen des Gefäßsystems sich schneller regenerieren als die Erkrankungen des Zentralnervensystems.

Die Myasthenia gravis pseudoparalytica (Muskelschwäche) ist ebenfalls heilbar. Natürlich, je früher man die Kur beginnt, umso schneller und besser sind die Erfolge. Sowohl bei der Myasthenie als auch bei der juvenilen Form der Dystrophias musculorum progressiva und der Multiplen Sklerose kommt alles darauf an, dass sie im Frühstadium behandelt werden; dann sind sie sicher heilbar. Ist das Krankheitsbild aber voll ausgebildet, dann ist sowohl das Muskel- als auch das Nervensystem nicht mehr reparabel.

Bei der Amyotrophischen Lateralsklerose (227 Fälle) sah ich weder eine echte Besserung noch eine Heilung.

Die Fettsucht wie die Magersucht sprechen auf die gleiche Diät gut an. Bei der Heilung der Fettsucht ist es nicht damit getan, dass man dem Patienten einfach empfiehlt: „Iss die Hälfte“. Der Patient leidet ja schon darunter, dass ihm in seiner Kost Wesentliches fehlt. Wenn er die Hälfte isst, dann fehlt ihm ja noch mehr in seiner Nahung. Auch das einseitige Streichen von Fett in seiner Nahrung nützt ihm nichts. Fastenkuren nützen hier ebenfalls nichts. Der Patient nimmt bei dieser Kur zwar tüchtig ab, aber er nimmt ebenso schnell wieder zu, wenn er seine Kost nicht radikal in unserem Sinne umstellt. Das beweisen viele Patienten, die mehrere Entfettungskuren hinter sich haben.

Kommentierung

Dr. Joseph Evers beschreibt hier den bekannten Jojo-Effekt. Der Körper stellt sich in Hungerkuren auf die geringe Kalorienzufuhr ein – er geht auf Sparflamme. Er ist Meister darin, denn über die Jahrtausende der menschlichen Entwicklung gab es häufig derartige „Hungerphasen“ aufgrund von Nahrungsmangel. Überlebt hat nur der, dessen Körper lernte, damit umzugehen. Steht dem Körper wieder die „normale“ Kalorienzufuhr zur Verfügung, ist er sofort bestrebt, das Ausgangsgewicht wieder bald zu erreichen.

Erfolgreiches Abnehmen gelingt nur, wie Dr. Joseph Evers klar ausspricht: mit einer sinnvollen Kostumstellung. Die Evers-Diät ist eine gute Möglichkeit dazu. Sie hat einen geringen Fettgehalt und guten Sättigungseffekt durch die ballaststoffreiche Frischkost. Raffinierter Zucker und Süßigkeiten werden gemieden, dafür viel frisches Obst und Gemüse eingebaut. Um 1 kg Fettgewebe abzubauen, müssen 7.000 Kilokalorien verbrannt werden. Das Versprechen vieler unseriöser Schlankheitsmittel, etliche Kilos in einer Woche abzunehmen, ist somit völlig unrealistisch. Die ersten Kilos, die bei einer derartigen „Diät" purzeln, sind hauptsächlich Wasser. Gesund und realistisch ist eine Gewichtsabnahme von 500 g pro Woche. Dies hört sich zunächst wenig an, aber auf ein halbes Jahr betrachtet erreicht man immerhin 13 Kilo. Da die Diät ausgewogen und vielseitig ist, wird man satt und kann sie sehr gut in den Alltag übertragen. „Hungern" muss man nicht, da vollwertige Kost einfach gut sättigt. Es wird höchste Zeit, dass die Deutschen auf die „Ess-Bremse" treten. Nach Schätzungen der Gastro-Liga wird sich die Zahl der an Alterszucker erkrankten Menschen von derzeit rund sechs Millionen auf zwanzig Millionen Menschen im Jahr 2020 verdreifachen, wenn sich an der Situation nichts ändert. Durch eine ausgewogene Ernährung und Vermeidung von Übergewicht könnten die meisten Neuerkrankungen verhindert werden.

Es ist ein trauriges Kapitel. Deshalb schreibt auch Glatzel [61]: „Es ist nicht erwiesen, dass Fettleibige mehr essen als Normalgewichtige. Es ist dagegen erwiesen, dass sehr viele Menschen fettleibig werden und fettleibig sind, obwohl sie weniger essen als Normalgewichtige." Lippross [62] sagte auf der gleichen Ärztetagung: „Darin waren sich Hörer und Referenten einig, dass die Behandlung der Fettsucht zu einer Aufgabe ersten Ranges für den in der Praxis tätigen Arzt geworden ist und dass es sich um eine schwierige Langzeitbehandlung mit gefährlichen Risiken handelt. Die Reparatur des an Fettsucht bereits erkrankten Menschen durch therapeutische Maßnahmen blieb bis heute unbefriedigend."
Die Wirkung unserer Diät ist eine ganz andere wie bei den üblichen Entfettungs- oder Mastkuren. Unsere Diät wirkt nicht direkt auf die Krankheit. Zunächst wird der Körper gesund gemacht durch die Diät, und der gesunde Körper baut alsdann das überflüssige Fett ab oder setzt das fehlende Fett an. (Die Patienten kommen nicht wegen ihrer Fettsucht oder Magersucht zu uns, sondern wegen anderer schwerer Krankheiten. Dabei sind sie aber oft teils übergewichtig, teils untergewichtig. Somit konnte ich obige Erfahrungen sammeln.)
Bei heredo-degenerativen Leiden ist wiederum nichts zu erreichen. Das ist auch selbstverständlich, handelt es sich hier doch um eine „erbliche Entartung". Nur eine Patientin mit einer schweren Porphyrinurie

begegnete mir 1952; eine Schweizerin mit völliger Lähmung beider Arme und Beine, was prognostisch sehr ungünstig war. Sie wurde innerhalb von zwei Jahren durch die Diät vollkommen geheilt und ist heute (15 Jahre nach Kurbeginn) absolut gesund und hat zwei Kindern das Leben geschenkt.

Der Diabetes (Zuckerkrankheit) ist ebenfalls zu heilen.

Kommentierung

Diabetes mellitus ist eine sehr häufig vorkommende Stoffwechselerkrankung, die durch einen relativen oder absoluten Insulinmangel bedingt ist. Kennzeichnend ist die Erhöhung des Blutglukosewertes. Typische Symptome der Erkrankung: Nüchternblutzucker über 140 mg%, übermäßiger Durst, häufiges Wasserlassen, Müdigkeit, Abgeschlagenheit und oft unerklärliche Gewichtsabnahme.

Es gibt zwei Typen: Typ-I-Diabetes, die Insulin produzierenden Zellen sind zerstört. Die Erkrankung tritt meist bis zum 25. Lebensjahr auf. Dieser Diabetes-Typ ist ganz sicher nicht durch eine Diät zu heilen, da er durch einen absoluten Insulinmangel gekennzeichnet ist. Die Insulintherapie muss lebenslang durchgeführt werden. Ein Aussetzen der Insulintherapie führt zu einer Stoffwechselentgleisung, die im diabetischen Koma endet.

Der viel häufigere Typ-II-Diabetes – mehr als 90% aller Diabetiker leiden daran – ist der, den Dr. Joseph Evers mit seiner Aussage meint. Dieser Diabetes-Typ tritt vorwiegend im mittleren und höheren Lebensalter auf. Etwa 80% dieser Diabetiker sind übergewichtig oder schwer übergewichtig. Der Insulinspiegel dieser Patienten ist häufig schon zu Beginn der Erkrankung sogar erhöht. Die Insulinrezeptoren in der Hülle der Fettzellen sind unempfindlich geworden und reagieren nicht mehr so gut auf das von der Bauchspeicheldrüse gebildete Hormon. Durch jahrelange „Überernährung" von zucker- und fettreichen Lebensmitteln ist die Insulinwirkung gehemmt. Bei der Entstehung von Diabetes spielt auch die genetische Disposition eine Rolle. Findet hier nun eine sinnvolle, ausgewogene Ernährungsumstellung statt, so verliert der Patient einige Kilos und die Stoffwechsellage normalisiert sich. Die Körperzellen reagieren wieder sensibler auf Insulin, Tabletten können reduziert werden, der Altersdiabetiker kann vorm Spritzen bewahrt werden. Dr. Joseph Evers hat also durchaus damit Recht, dass eine ausgewogene Ernährung beim Typ-II-Diabetiker als alleinige Behandlung ausreichend sein kann. Körperliche Aktivität unterstützt die Normalisierung der Stoffwechsellage, da sie die Insulinempfindlichkeit der Körperzellen erhöht.

Mein verehrter Lehrer Schittenhelm [63], der bekannte Internist an der Universität Kiel, schrieb schon 1928 die wertvolle Arbeit „Über Rohkost und ihre Verwendung in der Krankenküche". Er schreibt dort u. a.: „Wer sich eingehender mit Ernährungsproblemen befasst, wird zugeben müssen, dass die Rohkost mancherlei Vorzüge besitzt, die der üblichen Ernährung mit Gekochtem oder durch andere Wärmeeinwirkungen denaturierten Nahrungsmitteln abgehen... Die Rohkost kann aber unzweifelhaft eine Diätform sein, welche wir unbedingt unserer Therapie, anderen Diätformen gleichwertig, einverleiben sollen und die ihre unbegrenzte und festgelegte Indikation erhalten muss. Die Rohkost ist keine Hungerkost; sie ist relativ eiweißarm und kann in ihrem Fett- und Kohlenhydratgehalt weitgehend variiert werden. Ein Versuch mit ihr eignet sich daher besonders bei Stoffwechselkrankheiten wie Gicht, Diabetes und Fettleibigkeit, bei Leberleiden, vor allem Zirrhose, bei Nephritiden und Hypertonien, bei Arteriosklerose, beim Basedow, bei manchen Magen- und Darmstörungen wie Hypo- und Hyperacidität, Obstipation, Darmspasmen, bei manchen nervösen Erkrankungen, bei Überempfindlichkeitskrankheiten wie Asthma und manchen Hautaffektionen (Urticaria, Ekzem), bei Blutkrankheiten, vor allem Anämie und Hyperglobulie und andere mehr. Einige sehr instruktive Beispiele der Rohkost-Behandlung von Diabetikern aus meiner Klinik mögen demonstrieren, wie notwendig es ist, die therapeutische Wirkung der Rohkost eingehend zu prüfen und zu würdigen." (Anschließend gibt Schittenhelm die Krankheitsgeschichten von drei Zuckerkranken wieder. Es ist wunderbar zu sehen, welche Erfolge, die wir heute gar nicht mehr erkennen, Schittenhelm mit der Rohkost erreichen konnte. Der Verf.) Schittenhelm fährt dann weiter fort: „Alle drei angeführten Krankheitsfälle zeigen also mit großer Deutlichkeit die überaus günstige Wirkung der Rohkost-Behandlung des Diabetes auch in schwereren Fällen. Die Kohlenhydrate des Obstes und der anderen verabreichten Rohvegetabilien werden vorzüglich vertragen, das Eiweiß und Fett wurden gut ausgenutzt, und je länger die Rohkostperiode durchgeführt wird, desto mehr bessert sich die Stoffwechselstörung, sodass der Abbau der Insulinverabreichung leicht und ohne Störung vor sich geht. Der basische Grundcharakter der Kost unterstützt wohl ihre therapeutische Wirkung. Vielleicht helfen auch die insulinartigen Stoffe mit, die in der Rohkost vorhanden sind. Jedenfalls dürften es die Beobachtungen gerechtfertigt erscheinen lassen, die Rohkost-Behandlung des Diabetes weiter zu verfolgen. Auch bei Bircher finden sich Vorschriften für Rohkost-Behandlung der Diabetiker, die wir jedoch erst später zu Gesicht bekamen und an die wir uns daher nicht gehalten haben. Hervorheben möchte ich noch die Beobachtung, dass bei allen drei Kranken sich der Harnsäurespiegel des Blutes, wie nicht anders zu erwarten war, auf einen niedrigen Wert einstellte, der zwischen 1 und 2 mg% lag. Die Kost dürfte sich also auch für Gichtkranke zweifellos eignen. Man soll sich durch anfängliche Misserfolge nicht abhalten lassen, die Rohkost-Diät in geeigneten Fällen zu verabreichen. Sie stellt sicher ein wichtiges therapeutisches Hilfsmittel dar." Soweit Schittenhelm.

Mit Insulin und Rastinon kann man das Leben des Zuckerkranken verlängern, aber nie den Diabetes heilen; es handelt sich hierbei nur um eine Substitutionstherapie. Zwar stirbt der Diabetiker infolge dieser Medikamente heute kaum noch am Koma, aber er geht an der gewöhnlich begleitenden Arteriosklerose frühzeitig zugrunde.

Kommentierung

Ziel der zeitgemäßen Diabetes-Behandlung ist die Normalisierung der Stoffwechselsituation. Durch Ausgleich des diabetischen Stoffwechseldefektes wird das Auftreten akuter und chronischer Komplikationen vermieden. Die drei Säulen der Therapie sind: Ernährung, Bewegung und Medikamente (Tabletten oder Insulin). Eine möglichst gute Anpassung von Kohlenhydrataufnahme und Insulininjektion wird angestrebt. Über- und Unterzuckerungen sollen vermieden werden. Ein gut eingestellter und geschulter Diabetiker lernt in der Regel, die adäquate Insulindosis für die jeweils aufgenommene Mahlzeit zu finden und gerät so nicht in die Gefahr, Spätfolgen zu bekommen.

Auf diätetischem Wege dagegen kann man den Diabetes heilen. Warum ging denn im Ersten Weltkrieg und der anschließenden Inflationszeit der Diabetes so stark zurück, dass wir an den Universitäten kaum noch Zuckerkranke hatten, die man den Medizinstudenten demonstrieren konnte. Ähnlich stark ging der Diabetes in der Inflationszeit nach dem Zweiten Weltkrieg zurück.

Kommentierung

Der Diabetes Typ II als klassische Wohlstandserkrankung geht rapide zurück, wenn die Menschen nicht mehr „überernährt" und damit übergewichtig sind. Wie bereits geschildert, sind 80 % der Altersdiabetiker übergewichtig. Verringern sie ihre Kalorienaufnahme und verlieren an Gewicht, bessert sich sofort die Stoffwechsellage. In der Kriegs- und Nachkriegszeit waren die Lebensmittel knapp und die Bevölkerung schlank. Das Auftreten von Altersdiabetes war äußerst selten.

Mit der Verfeinerung (der Denaturierung) unserer Nahrungsmittel infolge des gehobenen Wohlstandes stieg der Diabetes wieder steil an, sodass wir im Bundesgebiet mit über einer Million Zuckerkranken rechnen!

Kommentierung

Derzeit gibt es in Deutschland etwa sechs Millionen Diabetiker. Prognosen gehen von einer Verdreifachung der Erkrankungsrate bis zum Jahr 2020 aus. Die Deutschen werden immer dicker und bewegen sich immer weniger. Sie essen wie seit Jahren weiterhin zu viel, zu fett, zu süß, zu salzig und trinken zu viel Alkohol. Es liegt in der Hand eines jeden Menschen, sein Leben zu ändern.

Die Universalität der Evers-Diät

Manche werden sich nun skeptisch fragen, wie es möglich ist, dass Bluthochdruck und -unterdruck, Verstopfung und Durchfall, Fett- und Magersucht, Überschuss an Magensäure und Mangel daran, Nierenkrankheiten und Galle-Leber-Krankheiten, der Diabetes wie die Arteriosklerose, also ganz verschiedene, ja oft direkt entgegengesetzte Symptome durch ein und dieselbe Diät geheilt werden können. Ich kann diese Skepsis durchaus verstehen. Folgende Erklärung ist richtig: Der Nierenkranke hat nicht eine bestimmte Diät, die speziell die Niere schädigt, zu sich genommen; und der Zuckerkranke hat nicht eine bestimmte Diät eingehalten, die die Zuckerkrankheit hervorruft; und der Arteriosklerotiker hat keine besondere Diät verzehrt, die Arteriosklerose hervorruft. Nein, so ist es im Allgemeinen nicht. Die modernen Menschen essen doch im allgemeinen dieselbe denaturierte Kost, wenn dabei auch kleine Unterschiede vorhanden sind; aber trotzdem erkranken sie an ganz verschiedenen Stoffwechselkrankheiten. In einer Familie essen doch sämtliche Familienmitglieder an einem gemeinsamen Tisch praktisch die gleiche Kost. Dabei bekommt aber der eine Fettsucht, der andere Arteriosklerose und der Dritte Magengeschwüre. Ich kenne Fälle aus meiner Praxis, wo das eine Familienmitglied die schwerste Fettsucht hat, die man sich denken kann, und das andere krankhaft mager ist, obwohl beide die gleiche Kost (qualitativ wie quantitativ) gegessen haben. In einer anderen Familie stirbt der eine an chronischem Magengeschwür, der andere an einem Gehirnschlag. In einer anderen Familie stirbt einer an Diabetes, der andere an einem Nierenleiden. Alle Mitglieder in denselben Familien haben praktisch das Gleiche gegessen, trotzdem erkranken oder sterben sie oft an ganz verschiedenen Krankheiten.

Kommentierung

Obschon die Fehlernährung bei der Krankheitsentstehung eine große Rolle spielt, kommen weitere individuelle krankheitsauslösende Faktoren hinzu: genetische Veranlagung zu bestimmten Erkrankungen, bakterielle oder virale Entzündungen verschiedener Organe, Gifte, denen die Menschen ausgesetzt sind, Stressfaktoren, Rauchen, Alkohol etc.

Es ist eben so, dass unser Körper auf die Denaturierung unserer Nahrungsmittel ganz verschieden reagiert, je nachdem, wo er seinen „schwachen Punkt" (den locus minoris resistentiae) hat. Auch ist die Stärke der Reaktion auf die Denaturierung bei den einzelnen Menschen oft verschieden. Schon vom kleinen Säugling sagt Mai [19]: „Es gibt erfahrungsgemäß Säuglinge, die mit der sinnlosesten Kost gedeihen, und andere, denen mit ausgeklügelter Diät kaum zu helfen ist." Schlossmann meint das Gleiche, wenn er sagt: „Es gibt Säuglinge, die mit Fallobst groß werden." Aber täuschen wir uns nicht: Eine Schädigung des Organismus tritt bei jedem Menschen ein, wenn seine Kost denaturiert ist.

Wie viele Diäten haben wir? Fast für jedes Organ eine Spezial-Diät: die fettarme Gallendiät, die blande Magendiät, die gewürzarme Nierendiät, die zuckerarme Diabetes-Diät, die cholesterinarme Diät gegen Arteriosklerose.

Kommentierung

An diesem Beispiel sehen wir, dass sich in der Ernährungswissenschaft im Laufe der Jahre doch etwas getan hat. Die vielen organbezogenen Diätformen gehören mittlerweile der Vergangenheit an. Es gibt so genannte Basisdiäten, die eine Vielzahl der Spezialdiäten abgelöst haben. Die zuckerarme Diabetes-Diät gehört lange der Vergangenheit an. Die Ernährungsempfehlung für einen Diabetiker weicht kaum mehr von der Empfehlung für einen gesunden Menschen ab. Nicht zuckerarm, sondern kohlenhydratreich – es kommt nur auf die richtige Auswahl an. Langsam resorbierbare Kohlenhydrate aus Vollkorngetreide und Gemüse tun allen gut. Viele kleine Mahlzeiten und fettarme Lebensmittel sind wesentliche Empfehlungen auch für die Allgemeinheit.

Wir kämpfen damit gegen ein Symptom, treffen aber nicht die eigentliche Ursache dieser Krankheiten, nämlich die Denaturierung unserer Nahrungsmittel. Deshalb erreichen wir auf diese Weise auch nie eine echte Heilung. Zwar erreicht man damit glänzende, sofort in die Augen springende Anfangserfolge; aber hierdurch wird dem Patienten niemals auf die Dauer geholfen. Ritter [64] hat Recht, wenn er schreibt: „Es zeugt von einem Riss in kausalem Denken, wenn man statt der Ursache immer wieder das Symptom zu bekämpfen sucht. Das Gesetz der Zeit wird weiter lauten: immer mehr Fließbandarbeit durch Teamwork, immer neue Arzneien, immer mehr Technizismen – wir können nicht mehr anders, auch wenn wir wollten. Für große Arzt- und Forscherpersönlichkeiten wie den unvergesslichen Friedrich von Müller wird der Boden immer dürrer werden. Der rasante Entwicklungsgang, dem wir alten Ärzte nach einem Ausspruch von Bergmanns nur noch dyspnoisch zu folgen vermögen, führt auf eine Quo vadis, homo?" Und Lauda [2], ein unermüdlicher Rufer im Kampf für ein besseres Arzttum, vertritt die Ansicht, dass es der Patient trotz aller enormen Fortschritte der Medizin heute im Allgemeinen schlechter habe als vor einigen Jahrzehnten. Ein solches Urteil muss jeden erschüttern.

Die gleichen Beobachtungen kann man auch machen, wenn man die Ernährung bei den verschiedenen Völkern betrachtet. Der Eskimo beispielsweise, der noch nicht mit der Zivilisation in Berührung gekommen ist, nimmt riesige Mengen tierischen Fettes zu sich, nach Abs [7] täglich 160 g (52 % der Gesamtkalorien werden allein durch Fett gedeckt). Trotzdem bekommt er nie die Fettsucht; auch nicht irgendeine andere Stoffwechselkrankheit wie Zahnfäule, Arteriosklerose, Diabetes oder chronische Magen-Darm-Krankheiten. Genauso beobachten wir es bei den Nomaden im Somaliland (Ostafrika). Trotz ihres enormen Verbrauches an Milchfett pro Tag und Kopf von über 600 g! [8] Das Gleiche sehen wir bei sämtlichen Völkern, die ihre Nahrungsmittel noch immer naturnah verzehren. Dabei ist es ohne Bedeutung, ob sie sich mehr animalisch oder vegetarisch ernähren, ob sie mehr Fette oder Eiweiß oder Kohlenhydrate zu sich nehmen.

In den beiden Weltkriegen mit ihren anschließenden Inflationszeiten gingen sämtliche Stoffwechselkrankheiten zurück, abgesehen von den typischen Hungerkrankheiten, vor allem auch der Diabetes (siehe oben), obwohl unsere damalige Ernährung fast nur durch Kohlenhydrate gedeckt wurde. Als anschließend wieder gute Zeiten mit reichlichem Fett- und Eiweißverzehr – aber auch mit Denaturierung unserer Nahrungsmittel – eintraten, stiegen jedesmal die Erkrankungen sprunghaft an. Trotz des heutigen verhältnismäßig geringen Verzehrs von Kohlenhydraten ist der Diabetes so in den Vordergrund getreten. Also ist auch der Satz „Hier Kohlenhydratverzehr, hier Diabetes" falsch. „Der Anthropologe und Polarforscher Dr. Hilhyalmus Steffanson hatte beobachtet, dass die Eskimos niemals fett wurden, solange sie bei ihrer gewohnten Kost des mageren und fetten Fleisches blieben, dass aber Fettleibigkeit auftrat, sobald sie begannen, konzentrierte Kohlenhydratnahrung zu sich zu nehmen." [7] Bernhard [65] hat deshalb die Eskimo-Kost in seine Entfettungskuren eingebaut! „Nach übereinstimmender Meinung aller Sachkenner wird die Gesundheit und Leistungsfähigkeit der Eskimos am sichersten mit ihrem primitiven Regime erhalten." [7]

Irrtümer unserer modernen Ernährungslehre

Aus allem ersehen wir, dass wir mit unserer modernen Ernährungslehre auf falschem Wege sind. Der tiefere Grund liegt darin, dass unsere heutige Biologie – wozu auch die Ernährungslehre gehört – nicht mehr das Lebendige und damit die Reaktionsfähigkeit des lebenden Organismus als wesenhaft gegenüber der toten Materie anerkennt. Für die heutige biologische Wissenschaft gibt es keinen Wesensunterschied zwischen einem lebenden Organismus und einer komplizierten Maschine. Der lebende Organismus (sei es Mutterboden, Pflanze, Tier oder Mensch) ist für unsere heutige Biologie zwar eine komplizierte Maschine, aber nicht wesensverschieden von einer Maschine. Vor allem wird die zielstrebige Reaktionskraft eines Lebewesens auf Umwelteinflüsse geleugnet. Der lebende Organismus kennt nach ihr nur physikalische und chemische Prozesse. Wir brauchen nach dieser Lehre nur weiterzuforschen, um die volle Wahrheit im Weltgeschehen zu erkennen. Hier liegt die große Irrlehre in der heutigen biologischen Wissenschaft, die die modernen Völker sicher ins Chaos führt.

Die Wahrheit aber ist: Selbstverständlich gelten im lebenden Organismus die chemisch-physikalischen Gesetze genauso gut wie in der toten Materie; aber der lebende Organismus kann darüber hinaus mehr als eine Maschine. Die wesentlichen Unterschiede zwischen einem lebenden Organismus und einer Maschine sind Folgende: Erstens baut sich der lebende Organismus aus mineralischen und organischen Substanzen selbst auf (das scheinbare Wachstum der Kristalle ist nur eine Anlagerung). Zweitens pflanzt er sich fort. Drittens antwortet er von sich aus auf einen Reiz der Umwelt in einer Form, die für die Erhaltung seines eigenen Selbst wie seiner Art die beste ist.

Sicherlich müssen wir dem stoffwechselkranken Körper mit einer möglichst naturnahen Kost die Unterlagen (Eiweiß, Fette, Kohlenhydrate, Mineralsalze, Vitamine, Hormone, Enzyme) zunächst anbieten. Aber den Heilungsprozess führt nur der Körper selbst aus. Auf dieser Eigengesetzlichkeit des lebenden Organismus beruht auch, dass der Organismus, wenn er von einer Krankheit befallen wird, immer versucht, von sich aus dieser Krankheit Herr zu werden. Brednow sagte zur Eröffnung des 65. Deutschen Internisten-Kongresses 1959 in Wiesbaden: „Wir Ärzte müssen uns stets vergegenwärtigen, dass die im Menschen selbst angelegte personale Tendenz des Heilens unserer Verantwortung für den Menschen entgegenkommt." Moritz [66] schreibt: „Jede krankmachende Störung besitzt auch eine innerorganische Selbstheilungstendenz, die es mit möglichst einfachen, möglichst milden, möglichst natürlichen Reizen anzufachen und zu fördern gilt (Medicus curat, natura sanat)." Schulten [2] macht keinen Hehl aus seiner Meinung, indem er in seinem aufrüttelnden Buch „Der Arzt", das wirklich jeder Mediziner lesen sollte, immer wieder betont: „Jeder Arzt weiß oder sollte wissen, dass wir Krankheiten nicht heilen können. Nur der Körper selbst kann Krankheiten heilen ... Es ist eine zu harte Wahrheit, die nur wenige ohne Erschütterung zu ertragen vermögen, dass wir Ärzte nur einen sehr kleinen Teil der Krankheiten grundsätzlich beeinflussen können ... Überlegen wir uns, was wirklich, namentlich auf therapeutischem Gebiet, über jeden Zweifel sicher bewiesen ist, so müssen wir feststellen, dass das gar nicht sehr viel ist ... Bekanntlich heilen ja die allermeisten Krankheiten auch ohne unser Zutun."

So müssen wir auch aus obigen Ausführungen schließen, dass es gar nicht so abwegig ist, durch ein und dieselbe Kost, die möglichst naturnah ist, sämtliche Stoffwechselkrankheiten, die durch die Denaturierung der Lebensmittel entstanden sind (und das sind fast alle), zu heilen. Wenn ich die eigentliche Ursache einer Krankheit beseitige – hier also die Denaturierung der Lebensmittel – wird der Organismus von sich aus den Heilungsprozess ausführen. Wie viele Krankheiten auf ganz verschiedenen Gebieten führt Schittenhelm [63] an, die durch Rohkost geheilt werden können! Dabei war er ein sehr kritisch eingestellter Universitäts-Professor.

Der Organismus trägt immer die Tendenz zur Heilung in sich und niemals die Tendenz zur Krankheit. Es ist deshalb auch durchaus verständlich, dass sogar entgegengesetzte Symptome wie Bluthochdruck und -niederdruck, Verstopfung und Durchfall, Fettsucht und Magersucht durch naturnahe Lebensweise auf diese Art und Weise vom Organismus wieder in Ordnung gebracht werden können. Alle diese Krankheiten sind nämlich in ihrem eigentlichen Kern nichts anderes als die

Reaktion des Körpers auf die Denaturierung der Nahrungsmittel. Der Mensch kann beispielsweise noch so viel Fett in seiner Nahrung zu sich nehmen, ohne dass die Fettsucht auftritt, wenn nur das Fett naturbelassen ist (siehe oben die Eskimos, die noch nicht mit der Zivilisation in Berührung gekommen sind). Wenn aber seine Nahrung denaturiert wird, kann der Organismus selbst dann mit einer Fettsucht reagieren, wenn er ganz wenig Fett in seiner Nahrung zu sich nimmt. Es nimmt demnach der Fettanteil in seiner Nahrung ab, der Kohlenhydratanteil (in der Hauptsache weißer Zucker und weißes Mehl) steigt, und trotzdem tritt jetzt die Fettsucht auf. – Mit anderen Worten: Das Fett macht keine Fettsucht und die Kohlenhydrate machen keine Zuckerkrankheit. Bei den Stoffwechselkrankheiten (und zwar bei allen) ist nicht die Menge von Fett, Eiweiß und Kohlenhydraten der ausschlaggebende Faktor, sondern nur die Denaturierung der Nahrungsmittel. Deshalb müssen wir, wenn wir diese Krankheiten heilen wollen, unser Hauptaugenmerk auf die Beseitigung der Denaturierung legen.

Kommentierung

Ergänzend möchte ich hinzufügen, dass nicht die Menge, sondern vor allem die Qualität der Fette, Eiweiße und Kohlenhydrate eine Rolle spielt. Der Pro-Kopf-Verbrauch an Öl liegt in Griechenland bei 21 Litern pro Jahr. Eine enorme Menge Fett am Tag, fast 60 g, und dazu kommen noch die versteckten Fette der anderen Lebensmittel. Gerade dort aber treten Herz-Kreislauf-Erkrankungen kaum auf. Die mediterrane Ernährung schützt trotz hoher Fettaufnahme vor arteriosklerotischen Gefäßveränderungen. Das liegt am wertvollen Olivenöl. Die einfach ungesättigten Fettsäuren senken das schädliche LDL-Cholesterin und erhöhen das nützliche HDL-Cholesterin, das überschüssiges Cholesterin zurück zur Leber transportiert. Im naturbelassenen, kaltgepressten Olivenöl ist zusätzlich ein Stoff (Oleuropein), der den Blutdruck senkt, indem die Arterien geweitet werden.

Neuere wissenschaftliche Erkenntnisse stützen die Theorie von Dr. Joseph Evers, möglichst alle Lebensmittel naturbelassen zu verzehren. Seit einiger Zeit gerät eine ganz neue Stoffgruppe in den Mittelpunkt der Ernährungswissenschaft: die „sekundären Pflanzenstoffe" – eine Stoffgruppe, die weit mehr als 10.000 neu zu entdeckender Stoffe umfasst. Sie werden im sekundären Stoffwechsel der Pflanzen gebildet und sind Duft-, Farb-, Aroma- oder Abwehrstoffe. Einige Vertreter dieser Gruppe sind Carotinoide, Polyphenole (Flavonoide und Phenolsäuren), Glucosinolate, Sulfide, Phytosterine, Phytoöstrogene. Sekundäre Pflanzenstoffe schützen vor Krebs, mikrobiellen Infekten, Herz-Kreislauf-Erkrankungen und beeinflussen den Blutfett- und Blutzuckerspiegel günstig. Sie besitzen krankheitsvorbeugende Wirkung. Sie wirken antioxidativ, da sie aggressive freie Radikale neutralisieren und sstärken die Körperabwehr. Diese in Obst, Gemüse und Getreide vorkommenden Pflanzenstoffe nehmen wir durch die Evers-Diät in großen Mengen zu uns.

Notwendigkeit der körperlichen Arbeit

Bei aller Diätetik dürfen wir nicht vergessen, dass unsere Ernährung einerseits notwendig ist zur Erhaltung unseres Körpers, andererseits aber auch dazu dient, körperliche Arbeit zu leisten. Der schlichte Spruch unseres alten erfahrenen Sanitätsrates [67] ist nur zu wahr: „Der Herrgott gab dem Vogel die Flügel zum Fliegen und dem Menschen die Beine zum Laufen. Und wer es nicht tut, geht kaputt." Und das predigte er nicht nur, sondern befolgte auch seine Lehre. Man sah ihn gewöhnlich zu Fuß oder auf dem Fahrrad seine Patienten besuchen. Nur wenn es schnell gehen musste, benutzte er Pferd und Wagen. Eine einfache klare Anweisung, die aber nach der Ernährung von größter Bedeutung für die Gesundheit ist. Jedes Organ an unserem Körper soll in seiner Weise gebraucht werden. Geschieht das nicht, so verkümmert das Organ. Jeder Gebrauch eines Organs im natürlichen Rahmen wirkt sich gesundheitlich positiv auf das Organ wie auf den gesamten Organismus aus. „Neben Luft, Licht und Nahrung ist allen Tieren und daher auch den Menschen zur Gesundheit nichts so notwendig wie reichlich Muskelarbeit. Die körperliche Bewegung ist allen Lebewesen, die nicht angewurzelt sind, ein Bedürfnis, eine Notwendigkeit, eine Voraussetzung zu ihrer Gesundheit. Der Fisch im Wasser, der Vogel in der Luft, die Tiere auf dem Boden brauchen reichlich Bewegung zur Gesundheit. Und besonders dem jungen Getier ist ein starker Bewegungsdrang eigentümlich. Man spricht von der physiologischen motorischen Unruhe der Jugend. Bei allen Wirbeltieren finden wir in der Jugendzeit diesen starken Bewegungsdrang. Wenn er nicht befriedigt wird, so leiden darunter das junge Tier und das menschliche Kind." [68]
Auch Folgendes soll man bedenken. Wenn man körperlich ausgearbeitet ist, hat man Hunger. Das einfachste Gericht schmeckt alsdann köstlich und wird gut verdaut. Man hat kein Verlangen nach einem raffinierten, denaturierten Essen mit allen möglichen künstlichen Reizen. Ich vergesse nie, wie wir im Ersten Weltkrieg an der Front unseren Hunger mit dem trockenen Brot und unseren Durst mit dem Wasser aus dem Straßengraben stillten. Es hat uns besser geschmeckt als das beste Hochzeitsessen im späteren Leben!

Unsere Vorfahren brauchten sich in dieser Beziehung keine Sorgen zu machen. Sie waren einfach durch den Kampf ums Dasein gezwungen, ihre Kräfte zu gebrauchen. Heute dagegen hat uns die Maschine viel Arbeit abgenommen. Auch ist durch die Technik die Arbeit sehr einseitig geworden.

Wenn wir uns bei unserer beruflichen Tätigkeit nicht genügend ausarbeiten können, müssen wir unbedingt einen Ersatz schaffen. Ohne körperliche Betätigung können wir nicht gesund bleiben. Unser Stoffwechsel liegt dann größtenteils brach. Glücklich der Mensch, der einen Garten hat. Dort hat er vielseitige Beschäftigung. Mit den Jahreszeiten wechselt auch die Arbeit im Garten. Der eigene Garten dankt es uns in Form von gesunden Früchten und Gemüse. Besseres Obst als frisch aus dem eigenen Garten mit Kompost-Düngung, ohne Spritzungen, gibt es auf der Welt nicht. Oft hört man den Satz: „Ich kann Obst und Gemüse im Geschäft billig kaufen ohne Gartenarbeit." Das ist die große Dummheit des modernen Menschen. Der Garten ist ein Gesundbrunnen in zweifacher Hinsicht, erstens durch die körperliche Arbeit, zweitens durch die gesunden Früchte. Leider haben die meisten Menschen heute keinen Garten mehr. Für diese tritt das Wandern in den Vordergrund. Zur Arbeitsstelle soll man zu Fuß gehen oder mit dem Fahrrad fahren. Ist das nicht möglich, muss man täglich eine Wanderung von wenigstens einer Stunde einlegen.

Kommentierung

Dr. Joseph Evers erkannte sehr früh die Bedeutung ausreichender Bewegung für den Organismus. Gesunde, naturnahe Ernährung und Bewegung sind die zwei wesentlichen Faktoren zur Krankheitsvorbeugung. Heutige Empfehlungen lauten, 3- bis 4-mal wöchentlich mindestens eine halbe Stunde Ausdauersportarten zu betreiben. Sinnvoll ist Radfahren, wandern, schwimmen oder joggen. Wer regelmäßig Ausdauersportarten betreibt, reduziert das Risiko einer Herz-Kreislauf-Erkrankung um die Hälfte. Die Deutschen sind allerdings ein Volk von Bewegungsmuffeln, wie verschiedene Untersuchungen belegen. Nur jeder zehnte Deutsche im Alter zwischen 35 und 60 Jahren treibt wöchentlich wenigstens 2 Stunden Sport. Ausdauersport senkt den Cholesterinspiegel im Blut und aktiviert das Immunsystem. Wie positiv sich körperliche Aktivität bei Diabetikern vom Typ II auswirkt, sei an dieser Stelle nochmals erwähnt. Die

Körperzellen reagieren wieder empfindlicher auf Insulin, der Blutzuckerwert sinkt. Beim Sport werden viele Kalorien verbrannt. Es ist eine sehr
gute Möglichkeit, um einige Kilos zu reduzieren oder sein Wohlfühlgewicht zu halten. Ein gut trainiertes Muskelsystem beugt Rückenschmer-
zen, Arthrose und Bandscheibenschäden vor.

Von den Sportarten sind diejenigen die besten, bei denen man tüchtig
laufen muss. Wenn das Gelände hügelig ist, so ist das besonders gut. Der
Wechsel zwischen bergauf und bergab ist ideal. Beim gewöhnlichen
Gehen beträgt der Luftverbrauch durchschnittlich etwa 18 l, beim Berg-
ansteigen dagegen 38 l pro Minute. Beim Bergaufgehen steigt der Puls auf
etwa 120 Schläge in der Minute, beim Bergabgehen beruhigt er sich wieder. Ein besseres Herztraining gibt es nicht. Man kann ruhig so schnell
den Berg hinauf gehen, wie es bei Nasenatmung möglich ist. Muss man
durch den Mund Luft holen, geht man zu schnell.
Hier ist auch noch die Gymnastik zu erwähnen. Jene Gymnastik ist die
beste, die hauptsächlich die Rumpfmuskulatur betätigt. Die Arm- und
Beinmuskulatur wird nämlich im Laufe des Tages eher einmal betätigt.

Gesund, schön, schlank durch Evers-Diät

Wenn sich der schwerkranke Patient nach einem halben Jahr Kur wieder bei uns vorstellt, heißt es praktisch immer: „Herr Doktor, es geht mir auf der ganzen Linie besser. Ich bin ein ganz anderer Mensch geworden. Der Stuhlgang ist ohne jedes Medikament regelmäßig, wogegen ich früher nur mit schweren Abführmitteln ein- bis zweimal wöchentlich Stuhlgang hatte. Überhaupt sind sämtliche Beschwerden mit den Verdauungsorganen verschwunden. Die Leute sagen mir nach, dass ich viel besser und gesünder aussähe, und alle wollen wissen, wie ich das trotz meines schweren Leidens gemacht hätte. Auch geistig lebe ich wieder auf. Ich bin längst nicht mehr so nervös. Mein Gedächtnis ist entschieden besser. Ich freue mich wieder des Lebens ...“ Solche Aussagen hören wir in jeder Sprechstunde. Aber leider muss ich dann feststellen, dass trotz dieser durchaus nicht überschwänglich betonten, sondern wirklichen Besserung des Allgemeinbefindens das schwere Grundleiden oft weiter besteht, nämlich dann, wenn das Leiden schon zu lange und zu tief im Körper verankert ist. Die betreffenden Organe sind dann so stark schon angegriffen, dass der Organismus den Heilungsprozess nicht mehr leisten kann. Aber die günstige Wirkung der Diät auf den gesamten Organismus sehen wir trotzdem immer.

Ja, es gibt wirklich eine Verjüngung durch diese Diät. Das bezeugen alle meine Patienten. Der Grund liegt darin, dass wir unserem Organismus durch diese Diät ständig neues, junges Leben mit den rohen Nahrungsmitteln auf natürlichem Wege zuführen.

Auch den Frauen, die Angst vor den Wechseljahren haben, kann ich nur sagen, dass diese Furcht total unbegründet ist, wenn man sich nur in etwa nach meinen Diät-Grundsätzen richtet. Sicherlich stellt die Natur in weiser Voraussicht die Werdestätte des Lebens bei den Frauen von dieser Zeit an still. Im Übrigen geht aber das Leben, auch das Geschlechtsleben, genauso weiter wie vorher. Irgendein Verfall tritt während und nach diesen Jahren weder im körperlichen noch im geistigen Geschehen ein. Oft höre ich von meinen weiblichen wie männlichen Patienten, die 60, 70, 80 Jahre alt sind: „Ich fühle mich wieder wie mit 40 Jahren.“ Allen Menschen fällt auch das gesunde, frische Aussehen meiner Patienten auf. So schreibt beispielsweise Brück [69]. „Man muss auch Patienten in Behandlung haben, die gleichzeitig von Evers betreut werden. Es ist doch – trotz aller neurologischen Ausfälle bei langjährigen Zuständen – erstaunlich, wie frisch sich Multiple-Sklerose-Kranke fühlen, die seine Kost durchführen, selbst wenn die Krankheit 13 Jahre besteht."

Vergessen wir auch nicht, dass die Gattung Mensch, genau wie jede Tiergattung, ihr physiologisches Alter besitzt, und das liegt viel höher, als wir es uns gedacht haben; nämlich zwischen 100 und 120 Jahren. Jawohl, es gibt doch eine echte Verjüngung.

Es ist ganz klar, dass der Mensch, wenn er sich nach meinen Grundsätzen richtet, umso gesünder, aber auch umso schöner wird. Gesundheit und Schönheit gehen immer Hand in Hand. Nicht, wer die schlankeste Linie hat, ist der schönste Mensch; vielmehr der gesunde Mensch ist der schönste. Es ist für die Schönheit eines jungen Mädchens nicht so wichtig, ob es etwas schlanker oder etwas korpulenter ist.

Wir sind heute aber von einem Schlankheitsidol besessen, das gar nicht berechtigt ist. Daher kommt es, dass die heutigen Menschen, und besonders das weibliche Geschlecht, nach jedem Strohhalm greifen, der ihnen eine schlanke Linie verspricht. Aber „eine dürre Ziege ist noch längst kein schlankes Reh", sagte unser Herr Pfarrer. Er hat wahrhaftig Recht. Das Ideal des weiblichen Körpers stellt immer noch die griechische Statue der „Artemis von Versailles" (Göttin der Jagd und der Keuschheit) dar und ebenso für den männlichen Körper der „Apoll von Belvedere". Herrliche, überzeitliche, ewig gültige Vorbilder. Die schönheitshungrigen Griechen prägten für sie das Wort Kalós – Kaga ϑ ós" (Schön und edel). Siehe Luckenbach, Dr. H., Kunst und Geschichte, 1. Teil Altertum, München und Berlin 1910. Verlag R. Oldenbourg.

Kommentierung

In den Medien wird immer noch das Ideal der extrem schlanken Frau verbreitet. Werbung und Mode prägen das Bild der jungen, schlanken, erfolgreichen Frau. Immer mehr, immer jüngere Mädchen zwängen sich krank machende Diäten auf, die nicht selten in der Magersucht enden.

Aus gesundheitlicher Sicht ist das so genannte Idealgewicht (bei Männern Körpergröße in cm minus 100 minus 10% ; bei Frauen Körpergröße in cm minus 100 minus 15%) gar nicht mehr so erstrebenswert.

Die Mediziner sprechen heute vom Wohlfühlgewicht, das durchaus ein paar Kilo über dem von Broca geprägten Normalgewicht liegen darf. Normalgewicht nach Broca: Körpergröße in cm minus 100 = Körpergewicht in kg. Der Mensch sollte ein Gewicht anstreben, bei dem er sich rundum wohl fühlt. Behandlungsbedürftiges Übergewicht beginnt bei einem Körpergewicht über 20% des Normalgewichts.

Dr. Joseph Evers hat Recht damit, dass die Menschen nicht auf eine Schlankheitslinie festgelegt werden können. Es gibt unterschiedliche Menschentypen und bestimmte genetische Veranlagungen.

Was nützt es, wenn ich durch die vielen, laut angepriesenen Diäten zwar an Gewicht verliere, aber gleichzeitig meine Gesundheit ruiniere. Durch den Fettverlust der Haut entstehen außerdem leicht Runzeln, und das Gesicht macht dadurch bestimmt keinen schönen Eindruck mehr. Auch schwindet durch die Einseitigkeit der Kost das Lebenssprühende, die Vitalität, die Schwungkraft des Organismus. Also gerade das, was den Menschen so anziehend macht. Alles zusammen genommen kann man bei diesen Kuren wohl an Gewicht verlieren, aber Gesundheit und Schönheit verliert man auch.

Es ist aber auch gar nicht möglich, alle Menschen auf eine bestimmte Schlankheitslinie festzulegen. Der eine Mensch ist von Natur aus etwas schlanker, der andere etwas korpulenter veranlagt. Wenn ein Mensch, der tatsächlich zu korpulent ist, den ernsten Willen hat abzunehmen und die ideale Form meiner Kur durchführt, kann er damit rechnen, dass er an Gewicht abnimmt, aber auch gleichzeitig gesünder, schöner und leistungsfähiger wird.

Es besteht nun oft ein großer Unterschied in der Fettsucht. Die einen können viel leichter ihr Fett loswerden als die anderen. Je hartnäckiger die Fettsucht nun ist und je stärker der Wille, auf alle Fälle an Gewicht abzunehmen, umso mehr muss man sich dem letzten Ideal meiner Ernährung nähern. In diesem Falle bitte ich auch, Haferflocken, Butter, Sahne und Quarkkäse (die drei Letzteren sind ja schon in der Milch enthalten) zu streichen; ebenfalls sind Schinken und Speck dabei nicht erlaubt. Auch bei dieser strengsten Art der Ernährung ist alles für die Gesundheit des Menschen Notwendige zu 100 Prozent in idealer Form enthalten. Erlaubt sind dann nur folgende rohe, in nichts veränderte

Nahrungsmittel: von den Früchten Äpfel, Birnen, Pflaumen, Kirschen, Weintrauben, Pfirsiche, alles Beerenobst (Erdbeeren, Stachelbeeren, Johannisbeeren, Himbeeren, Brombeeren, Waldbeeren). Früchte, die in der Heimat ausgereift sind, sind den entsprechenden ausländischen Produkten entschieden vorzuziehen.

Von den ausländischen Früchten: Apfelsinen, vorzüglich aus Italien und Spanien, Mandarinen, Pampelmusen, Ananas, Melonen, Zitronen.

Von den Wurzeln: Möhren, Radieschen, Kohlrabi, Rettich.

Von den Nüssen: Haselnüsse, Walnüsse, Paranüsse, Kokosnüsse (alle in der Schale gekauft) und Mandeln.

Kommentierung

Nüsse nur in Maßen genießen aufgrund ihres Fettgehaltes. Die hier von Dr. Joseph Evers beschriebene Diät-Anleitung zum Abnehmen ist etwas eintönig. Eine Gewichtsabnahme wird sicherlich auch der erreichen, der die vorgestellte, abwechslungsreichere „Evers-Diät" mit den aktuellen Verzehrsempfehlungen einhält. Siehe Tagesmengen und Tagesbeispiel im Buch.

Gekeimte Körner nach Vorschrift (siehe Seite 33).

Getränke: Einen halben Liter rohe Milch, die man in der Wärme sauerdick werden lässt. (Man muss die Milch schon sauer werden lassen, weil frische rohe Milch bei diesen Patienten manchmal noch Gewicht ansetzt.) Man kann die saure dicke Milch mit Honig süßen. Wasser aus der Leitung oder Natursprudel ohne Geschmack, naturreiner Wein.

Sämtliche Gewürze wie Salz, Zucker, Senf, Pfeffer, Essig sind verboten. Diese Nahrungsmittel tragen nämlich ihr Gewürz in sich selbst, auf die Zunge des Menschen eingestellt.

Sämtliche Genussmittel wie Zigaretten, Kaffee, Tee, Kakao, Alkohol sind ebenfalls verboten, abgesehen von naturreinem Wein.

Menge der einzelnen Nahrungsmittel: Wenn man Hunger hat, soll man essen. Wenn man keinen Hunger hat, soll man nicht essen. Der Mensch isst eher zu viel als zu wenig.

Kommentierung

Viele Übergewichtige kennen kaum noch den Unterschied zwischen Appetit und Hunger. Ein Verhaltenstraining ist sicherlich sehr sinnvoll, vor allem dann, wenn das Übergewicht sehr ausgeprägt ist oder schon etliche Jahre besteht. Übergewichtigen empfehle ich ein Gruppentraining zum Abnehmen. Sie werden hier über einen längeren Zeitraum betreut, treffen Gleichgesinnte und lernen neue Verhaltensweisen.

Arbeit: Man soll ruhig tüchtig körperliche Arbeit leisten.

Kommentierung

Mehr Bewegung in den Alltag einzubauen ist das A und O gerade für den, der eine Gewichtsabnahme anstrebt. Durch die Bewegung werden Kalorien verbrannt, der Stoffwechsel wird angeregt, und es kommt zu einem neuen Körperbewusstsein. Studien belegen, dass allein durch eine kurzzeitige Kalorienreduzierung keine dauerhafte Gewichtsabnahme möglich ist.

In diesem Zusammenhang möchte ich, da jeder Mensch und insbesondere das weibliche Geschlecht möglichst schön sein will, noch auf einige natürliche Schönheitsmittel aufmerksam machen: Jeden Morgen das Gesicht tüchtig mit kaltem Wasser abwaschen; Seife ist dabei eher schädlich als nützlich. Wenn man außerdem jeden Morgen aus der Bettwärme heraus den ganzen Körper kalt braust (selbstverständlich sommers wie winters), so dient das ebenfalls sowohl der Gesundheit wie der Schönheit. Man laufe viel durch die frische Luft, auch bei schlechtem Wetter; man setze sein Gesicht tüchtig dem Wind, Regen, Schnee und der Kälte aus. Durch diese einfachen abhärtenden Mittel, die außerdem nichts kosten, wird die Haut gut durchblutet, und das Gesicht wird im Gegensatz zur blassen Haut des Stubenhockers, die trotz allem Make-up nicht natürlich wirkt, verjüngt und schön.

Der alte Bauernhof im Familienbetrieb ist der beste Lieferant gesunder Nahrungsmittel

Mancher Leser wird nun fragen. „Wo bekomme ich denn in der heutigen technisierten Welt noch solche biologisch wertvollen Nahrungsmittel?" Antwort: Immer noch auf dem guten alten Bauernhof im Familienbetrieb mit seiner vielseitigen Wirtschaftsweise.

Kommentierung

Vielleicht finden Sie in Ihrer Nähe einen ökologisch bewirtschafteten Hof. Adressen gibt es bei den Verbraucher-Zentralen, oder Sie wenden sich an die Verbraucher Initiative e. V. Stiftung Ökologie und Landbau. Neben dem Direktverkauf auf dem Hof sind einige Bio-Bauern auch mit einem Marktstand auf dem Wochenmarkt vertreten. In den Städten gibt es Naturkostläden, in denen Produkte aus überwiegend ökologischer Erzeugung angeboten werden.

Selbst in Supermärkten gibt es heutzutage meist eine Bio-Produkt-Reihe, auf die man zurückgreifen kann. Einige ökologisch bewirtschaftete Höfe bieten eine Gemüse-Abokiste an, die jede Woche frisches Obst und Gemüse ins Haus liefert. Erkundigen Sie sich danach.

Hier werden noch Körnerfrüchte und Hackfrüchte gezogen, der Obst- und Gemüsebau gepflegt, Viehzucht, Milch- und Geflügelwirtschaft betrieben. Der Boden wird nicht einseitig beansprucht, der Fruchtwechsel ist hier zu Hause. Den Dung liefern Mensch und Tier; die Abfallprodukte von Haus, Garten und Feld ergänzen die Düngung. Es ist eine harmonische Einheit; das Eine ergänzt das Andere, und nur bei solcher Wirtschaftsweise können wirklich gesunde Nahrungsmittel erzeugt werden. Es ist nämlich durchaus nicht Ei gleich Ei, Fleisch gleich Fleisch, Apfel gleich Apfel, Milch gleich Milch. Es ist traurig zu sehen, wie die Unnatur bei der Herstellung von Nahrungsmitteln von Tag zu Tag zunimmt, besonders dort, wo es sich um Spezialbetriebe handelt.

Eines ist auch sicher: Je länger der Weg eines Nahrungsmittels vom Erzeuger zum Verbraucher wird, umso minderwertiger wird das Nahrungsmittel in gesundheitlicher Beziehung, und umso mehr muss es konserviert werden.

Lange Transportwege sollten – ganz im Sinne der Vollwerternährung – vermieden werden, da sie unnötige Emissionen und Energieverbrauch verursachen.

Ein reifer Apfel, eine Birne, eine Pflaume, gepflückt im eigenen Garten oder auch vorschriftsmäßig im Keller gelagert, hat den Vorzug gegenüber jedem importierten oder in der Tiefkühltruhe gelegenen Obst. Die Qualität einer frischen, rohen Milch aus dem Stalle eines kleinen Bauern wird niemals von einer importierten Milch erreicht werden, auch nicht von einer pasteurisierten oder gekochten oder uperrisierten Milch und erst recht nicht von den Milchkonserven. In vielen Städten gibt es noch Wochenmärkte. Dort soll man hingehen und die landwirtschaftlichen Produkte direkt vom Bauern – vom Erzeuger – kaufen. In Anbetracht der biologischen Wertigkeit dieser Produkte soll man nicht auf ein paar Pfennige achten. Im Allgemeinen ist es ja so, dass dort die Nahrungsmittel preiswerter als in modernen Lebensmittelgeschäften sind. Man sollte auch mit dem Bauer ein Abkommen über jährliche Lieferung von Obst, Möhren, Kartoffeln und anderen Grundnahrungsmitteln schließen, wofür er sicher dankbar ist.

Wie hoch heute die Gesundheit vom modernen Menschen eingeschätzt wird, ergibt sich aus den am Jahresende stattfindenden Rundfragen: „Was wünschen Sie sich für das neue Jahr?" Bei über 50 % der Befragten lautet die Antwort: „Gesundheit". Der moderne Mensch hat längst erkannt, dass mit seiner Gesundheit etwas nicht in Ordnung ist und dass es so nicht weitergehen kann. Dabei sind über 70 % sämtlicher Krankheiten und Todesfälle der modernen Industrievölker Stoffwechselkrankungen, also nur eine Folge der Denaturierung der Nahrungsmittel und des Genussmittel-Missbrauchs. Der moderne Mensch findet jedoch in dem Durcheinander der oft mit großer Propaganda angebotenen denaturierten Nahrungs- und Genussmittel nicht mehr den richtigen Weg zu einer wirklich gesunden Ernährung. Deshalb wird es Zeit, dass die Landwirtschaft in ihrem eigenen Interesse wie in dem der Volksgesundheit (es ist gut, dass hier beide Interessen konform gehen) eine ehrliche Aufklärung über den hohen Werte ihrer Produkte betreibt.

Kommentierung

Genau dieser weitsichtigen Forderung von Dr. Joseph Evers wurde in den folgenden Jahren nicht Rechnung getragen. Die totale Verbraucherverunsicherung und absolutes Misstrauen in die Landwirtschaft und Lebensmittelindustrie gipfelte in dem BSE-Skandal. Heute gehen die Forderungen politischerseits genau in die Richtung, auf die uns Dr. Joseph Evers schon vor mehr als 30 Jahren aufmerksam machte. Um das Vertrauen der Verbraucher zurückzugewinnen, muss eine ehrliche Aufklärung über den Anbau der Lebensmittel und die Aufzucht der Tiere stattfinden. Heute finden wir Gütesiegel und Aufzuchtsnachweise. Dennoch ist es nicht einfach, das Vertrauen der Verbraucher wiederzugewinnen.

Überblicken wir unsere Ernährung noch einmal, so muss man doch einsehen, dass es richtiger ist, das Natürliche möglichst natürlich zu lassen. Das hat mit „Ernährungsfanatismus, Sektierertum, Naturaposteltum, Mystizismus, Glaubensüberzeugung" gar nichts zu tun, sondern ergibt sich aus logischem und wissenschaftlichem Denken sowie der täglichen Erfahrung auch am Krankenbett.

In den westlichen Ländern floriert die Industrie, und das Bauerntum liegt im Sterben. Wenn der Osten nach Jahrhunderten und Jahrtausenden noch in voller Blüte steht (vorausgesetzt, dass er seinem Boden treu bleibt), spricht kein Mensch mehr von dem hoch industrialisierten Westen. „Vielleicht werden dann die Völker, die an den überkommenen Ernährungssitten festhalten oder die bewusst oder unbewusst die ewigen Gesetze der Natur befolgen, am Ende die Welt erben." [70]

Lernen wir doch aus der Geschichte der alten Kulturvölker. Wir können die technische Entwicklung nicht um hundert Jahre rückgängig machen. Die Maschinentechnik findet aber dort ihre Grenzen, wo durch sie die Existenzgrundlage des Volkes – sei es körperlich oder geistig – bedroht wird. „Latifundia perdidere Romam" (Der Großgrundbesitz zerstört das Römische Reich). So schallt es als furchtbares Menetekel durch die Weltgeschichte!

Das Endziel und damit Frieden auf Erden kann nur sein, wenn jedes Volk sich mit seinen Hauptnahrungsmitteln von eigenem Grund und

Boden ernährt und dabei eine Industrie entwickelt, die für seine Verhältnisse notwendig ist. Die Ernährung des Volkes ist und bleibt aber die Grundlage jeder Volkswirtschaft.

Sparen können wir ruhig an unseren modernen, weit übertriebenen Zivilisationsgütern, aber niemals am Essen. Damit will ich nicht sagen, dass man ein raffiniertes Essen mit allen möglichen Geschmacksreizen bevorzugen soll; nein, man soll auf eine biologisch gesunde Ernährung Wert legen und dafür keine Geldausgabe scheuen. Dann bleibt man gesund und kann tüchtig arbeiten.

Gottes Gaben, durch des Bauern Arbeit für uns erzeugt, möglichst naturnahe verzehrt, sind für die Gesundheit des Volkes und für die Erhaltung des Bauerntums die bleibende Gewähr.

Deshalb ist jedes Volk, das sein Bauerntum untergehen lässt, selbst dem Untergang geweiht, eben weil es damit seine Ernährungsbasis aufgibt, weil seine Naturentfremdung immer größer wird und es infolgedessen keine kulturellen Werte mehr schaffen kann.

Denn was nützt es dem Menschen, wenn er die ganze Welt gewinnt, aber an seiner Seele Schaden leidet? (Matth. Kap. 16, Vers 26).

Wie kam ich zur Evers-Diät?

Aufmerksam geworden bin ich auf die Evers-Diät während eines Schülerpraktikums in der Klinik Dr. Evers. Sehr beeindruckt hat mich die familiär-herzliche Atmosphäre in der Klinik, der Patient ist hier nicht eine Nummer, sondern wird als ganzer Mensch mit Körper, Geist und Seele wahrgenommen und behandelt. Es gab eine interessante, wohlschmeckende, dazu vegetarische Kost. Da ich selbst in einem landwirtschaftlichen Betrieb groß wurde, empfand ich es schon lange als Unrecht, wie Nutztiere in Deutschland gehalten und geschlachtet werden, obwohl unsere Tiere ausreichend Fläche zum Weidegang hatten und es ihnen vergleichsweise gut ging. Dennoch – zum ersten Mal erfuhr ich, wie abwechslungsreich und schmackhaft vegetarische Kost sein kann. Gesunde Ernährung rückte in den Mittelpunkt meines Interesses.

Um mehr über chemisch-physikalische und ernährungsphysiologische Zusammenhänge zu erfahren, ließ ich mich nach dem Abitur zur Diätassistentin an der Uniklinik in Köln ausbilden. Zur Wissensvertiefung folgte das Studium der Ernährungs- und Haushaltswissenschaften in Münster. Endlich konnte ich jedem auch wissenschaftlich die Vorzüge vegetarischer Frischkost belegen.

Nach einigen Berufsjahren als Ernährungsberaterin bei einer Krankenkasse und der Tätigkeit bei der Verbraucher-Zentrale NRW arbeite ich nun in der Klinik Dr. Evers als Ernährungsberaterin.

Es ist schön mitzuerleben, wie sich die Evers-Diät mit den neuen Erkenntnissen weiterentwickelt und dennoch die ursprünglichen Gedanken Dr. Joseph Evers bis ins neue Jahrtausend aktuell geblieben sind.

Ute Volmert

Literatur

[1] Rotschuh: Vom Standort der Medizin. Hippokrates, Stuttgart 1961, 19.769.

[2]: Schulten-Lauda: Der Arzt. Stuttgart 1960. Georg Thierne Verlag.

[3] Hartigs, Georg-Ludwig: Lehrbuch für Jäger, 6. Aufl. Verlag von J. Neumann, Neudamm.

[4] Schoetensack: Der Unterkiefer des Homo Heidelbergensis, aus den Sanden von Mauer bei Heidelberg. Ein Beitrag zur Paläontologie des Menschen. Leipzig 1909, Verlag von Wilh. Engelmann.

[5] Kühnau: In dem Buch „Die Ernährung des gesunden und kranken Menschen", herausgegeben von Cremer. Wiesbaden-Berlin 1959. B. Behrs Verlag.

[6] Aschoff. Zur normalen und pathologischen Anatomie des Greisen-Alters. Berlin und Wien 1938. Urban und Schwarzenberg.

[7] Abs: Die Eskimoernährung in ihren gesundheitlichen Auswirkungen. Leipzig 1959. Georg Thieme Verlag. Frühsterblichkeit, Hypertonie und Arteriosklerose bei den Eskimos. Medizinische 1956, 3. Aus der Stomatologie der Eingeborenen der Arktis. Dtsch. Stomat. 1958, 9.

[8] Weltgesundheitsorganisation, EB.: Fettgehalt und Arteriesklerose. Ärztl. Praxis, 29. Juni 1963.

[9] Müller: 50 Jahre Albert-Schweitzer-Spital in Lambarene. Münch. med. Wschr. 20. Dez. 1963.

[10] Zöllner: Eindruck aus Südafrika. Med. Klin. 1955, 9.

[11] Binder: Das Amazonas-Hospital Albert Schweitzer. Hippokrates, Stuttgart 1959: 296.

[12] Liek, E.: Der Kampf gegen den Krebs. München, J. F. Lehmanns-Verlag. – Krebsverbreitung, Krebsbekämpfung. München, J. F. Lehmanns-Verlag.

[13] von HALLER: Gefährdete Menschheit, Ursache und Verhütung der Degeneration. Stuttgart 1956, Hippokrates-Verlag.

[14] BUTENANDT: Was bedeuten Leben unter dem Gesichtspunkt der biologischen Chemie? (Aufsatz in dem Buch „Schöpfungsglaube und EvolutionsTherapie". Stuttgart 1955. Alfred-Kröner-Verlag.)

[15] Balters: Was sagen Wissenschaft und Erfahrung zur Dynamik des Lebendigen? Homotox.-J. 6 [1962].

[16] Bertalanffy: Neue Wege biologisch-medizinischen Denkens. Ärztl. Mitt. Leipzig 1961, 42.

[17] Eckstein: in Eckardt: Über Milchprobleme. Med. Welt 1962, 34: 1959.

[18] Palitzsch: Was wird aus der Rachitis-Prophylaxe? Landarzt, Stuttgart 1966,33.

[19] Mai: Lehrbuch der Kinderheilkunde. München 1956. J. F. Lehmanns-Verlag.

[20] Bennholdt-Thomsen: Ein Jahrhundert des Kindes. Ärztl. Mitt. - Dtsch. Ärztebl. vom 17.10.1959.

[21] Heupke, W. u. Heupke, L.: Ernährung und Diät. Münch. Med. Wschr. 1963,2,

[22] SCHettier: Einst und jetzt: Ernährung gestern, heute und morgen. Münch. Med. Wschr. 1962, 29.

[23] Kraus: Die ernährungsphysiologische Bedeutung der Cerealien. Nahrung 1959: 841.

[24] Walter: Neue Aufgabe in der Zucht der landwirtschaftlichen Haustiere III. Dtsch. tierärztl. Wschr. 1953, 15/16.

[25] Bayer: Die Ernährung der werdenden Mutter in ihrem Einfluß auf das Kind. Heilkunst 1956, 4.

[26] Kollath: Mesotrophie im Experiment. Hippokrates, 1959, 7.

[27] Brüggemann: Tierärztliche Lebensmittelaberwachung heute, ihre Probleme und Aufgaben. Lebensmittelarzt 1952, 1 u. 2.

[28] Lang, Thomasson, Ahrens u.a.: In der Einladung zur 11. deutschen Therapiewoche 1959 in Karlsruhe.

[29] Folberth: Krankenbehandlung mit Heilspeck. Heilkunst 1956, 8.

[30] H. R., Dr.: Enthält Margarine genügend ungesättigte Fettsäuren? Ärztl. Praxis vom 29. 8. 1959.

[31] Jung: Krebs und Nahrungsmitteldenaturierung. Ärztl. Praxis vom 1. 12. 1956.

[32) Seher: Lebensmittelchemische und technologische Fragen der Speisefette. (In dem Buch „Fett und Eiweiß in der Ernährung des gesunden und kranken Menschen".) B. Behrs-Verlag GmbH., Hamburg-Berlin 1960.

[33] KLeine, H. O.: Ernährung und Gesundheit. Ärztl. Praxis vom 5. 12. 1950. - Die Bestandteile unserer Nahrung. Ärztl. Praxis vom 12. 12.1959.

[34] Rauchen und Gesundheit. Ber. Roy. College Physician., London. Deutsche Übersetzung: Freiburg/Breisgau 1962, Hyperion-Verlag.

[35] Wynder: In „Die sieben Todsünden". Dtsch. Arzt vom 8. 4. 1967, S. 380.

[36] Public Health Service, USA: Die gesundheitlichen Auswirkungen des starken Rauchens. Dtsch. med. Wschr. 1959:1843.

[37] Jores: „Ärzte, Tabak und Alkohol. Dtsch. Ärztebl. vorn 28. 3. 1964.

[38] Genußmittel - damals und heute. Verbrauch je Einwohner. (Reichs- bzw. Bundesgebiet), in der Westfalenpost vom 17. 9. 1966.

[39] Rusch: Mensch und Wohnkultur. Erfahr. 1967, 3.

[40] Carson, Rachel: Der stumme Frühling. München 1962, Bieder- stein-Verlag.

[41] Cultor: Wohin rollst Du, Äpfelchen? Organischer Landbau, Nov. 1966.

[42] Hartwig: „Käfigmüdigkeit" oder „Käfiglähme" des Legehuhnes, ein neues Syndrom bei im Käfig gehaltenen Hühnern. Dtsch. tierärztl. Wschr. vom 15.6.1966.

[43] Mehner: „Das ist Tierquälerei", wiedergegeben in Stimmen zur Agrarwirtschaft, Bad Godesberg 1967, herausgegeben von Freiherr v. Rohr, Nr. 451.

[44] Zimmermann: Ein schwedischer Beitrag zur Cariesverhütung. Zahnärztl. Mitt. 1956,14.

[45] Hartenstein: Zur Prophylaxe und Therapie der kindlichen Zahnca- ries mit Fluor. Verb. her. Berl. med. Ges. Sitzung 26. Febr. 1958 - ref. Dtsch. med. Wschr. vorn 10. Jan. 1959.

[46] Schnitzer: Gesunde Zähne von der Kindheit bis ins Alter. Zürich und Bad Hamburg 1965, Bircher-Benner-Verlag.

[47] Jores bei Klose- Tagesfragen zur Gesundheitspolitik. Westf. Ärztebl. vom 20. 3. 1958.

[48] Höring: Zur Therapie der Infektionskrankheiten. Ärztl. Praxis vom 1. 9. 1962 Ka. Es wird hingewiesen auf Höring, s. Beilage Nr. 4, S. 1770.

[49] Evers: Gestaltwandel des Krankheitsgeschehens. Karl F. Hang Ver- lag, Heidelberg.

[50] Hötzel: Moderne Ernährungslehre. Ärztl. Praxis vom 6. 9.1958

[51] Volkheimer, G.: Durchlässigkeit des Darmes und der Placenta für Korpuskeln«. Sitzung Berl. Ges. klin. Md. vom 19. 6. 1962 - ref.: Münch. med. Wsdir. 1962, 35. 1654.

[52] Evers: Meine Therapie der multiplen Sklerose. Monatskurse für ärztl. Fortbildung vom 15. Okt. 1954.

[53] Schuppien: Die Evers-Diät. Theorie und Praxis einer diätetischen Therapie der multiplen Sklerose und anderer Erkrankungen des Menschen. Stuttgart 1955, Hippokrates-,Verlag.

[54] Kanzow: Klinische Therapieprüfung. Ärztl. Mitt. vom 30.4.1960.

[55] Jores: Die Medizin in der Krise unserer Zeit. Bern und Stuttgart 1961. Verlag Hans Huber.

[56] Evers: Die Bedeutung der Frühdiagnose der multiplen Sklerose. Med. heute, 1964, 6.

[57] Hemmer: Der ausgebootete Außenseiter. Dr. Evers verlor seine Klinik an die Schulmedizin. Berliner Ärztebl. 79 [1965], 1.

[58] Nonne: Zur Evers-Diät. Med. Welt 1951, 3.

[59] Regau: Medizin auf Abwegen, 3. Aufl. München 1961. Kösel-Verlag.

[60] Schinz und Reich: Wandlungen der Carcinom-Gefährdung in den Vereinigten Staaten von Amerika im Vergleich mit vier europäischen Ländern und Japan. Dtsch. med. Wschr. 1959, 48.

[61] Glatzel: Fettsucht und Magersucht als Problem der Praxis. Westf. Ärzteblatt 1967, 6. 482.

[62] Lippross: Fettsucht und Magersucht als Problem der Praxis. Westf. Ärzteblatt 1967, 6: 477.

[63] Schittenhelm: Über Rohkost und ihre Verwendung in der Krankenküche. Med. Klin. 1928,43.

(64] Ritter: Homöopathie und Wissenschaft. Dtsch. med. Wschr. vom 10. 7. 1959.

[65] Bernhardt: Fettleibigkeit. Stuttgart 1955. Ferdinand-Enke-Verlag.

[66] Motritz: Gesundheit und Umwelt. Hippokrates 1960, 1.

[67] Schwering: Sanitätsrat in Bellerbeck b. Münster um die Jahrhundertwende.

[68] Hamburger: Die Bedeutung der Muskelarbeit für die Gesundheit und die Entwicklung der Kinder. Gesundheitsführung 1940, 2.

[69] Brück: Multiple Sklerose. Med. heute 1957, 3.

[70] Eichholz: Die toxische Gesamtsituation auf dem Gebiete der menschlichen Ernährung. Berlin, Göttingen, Heidelberg, 1956. Springer-Verlag.

Weiterführende Literatur

Adam: Ernährungsrichtlinien bei Multipler Sklerose. Band 16 der Reihe Edition Medizin & Wissenschaft, Verlag für Medizin und Wissenschaft, Senden 1997

Bruker: Unsere Nahrung – unser Schicksal. Verlag für Ernährung, Medizin und Umwelt, Lahnstein, 23. Aufl. 1991

Deutsche Welthungerhilfe (Hrsg.): Hunger – Ein Report. Dietz, Bonn, 1993

Graham: Multiple Sklerose und doch nicht verzweifeln. Verlag Hermann Bauer, Freiburg 1983

Kasper: Ernährungsmedizin und Diätetik. Urban und Schwarzenberg, 7. Aufl. 1991

Koerber, Männle, Leitzmann: Vollwert-Ernährung. Karl F. Haug Verlag, Heidelberg, 7. Aufl. 1993

Koerber, Männle, Leitzmann: Für Diabetiker: Vollwert-Ernährung. Gräfe und Unzer, München 1992

Kollath: Die Ordnung unserer Nahrung. Karl F. Haug Verlag, Heidelberg, 15. Aufl. 1992

Leitzmann: Vegetarisch kochen und genießen. Falken, Niedernhausen, 1992

Leitzmann: Vollwertküche für Genießer. Falken, Niedernhausen, 1992

Nohlen, Nuscheler: Handbuch der Dritten Welt. Grundprobleme, Theorien, Strategien. Dietz, Bonn, 3. Aufl. 1992

Vollmer, Josst, Schenker, Sturm, Vreden: Lebensmittelführer, 2. Bände. Thieme Verlag, Stuttgart, 1990

Wagener-Thiele: Natürliche MS-Therapien. Econ Taschenbuch Verlag, 3. Aufl. 2000.